妊活バイブル

晩婚・少子化時代に生きる女のライフプランニング

講談社+α《プラスアルファ》新書

はじめに

いつかは子供を産みたい……そう願うあなたのために、この本を作りました。

今は仕事もプライベートも忙しい。パートナーがいない。結婚しているけれど、まだ子供は持てない。夫が協力的ではない。出産して今の仕事を続けていけるか心配。なかなか妊娠できない……でもいつかきっと子供を産みたい。ママになりたい。

少子化と言われても、子供を持ちたくないわけではなく、それが叶わないさまざまな事情をみんなが抱えています。一人で悩んでいる人も多いと思います。彼ができる前から、私って子供を産めるの？　いったいいくつまで妊娠可能なの？　不妊治療ってどんなことをするの？　と不安な人も多い。20代独身女性向け女性誌でも「妊娠特集」が組まれる時代です。しかし知識を得る機会は少ない。２０１２年２月14日のＮＨＫ「クローズアップ現代」で「卵子の老化」が特集されましたが、「知らなかった」と衝撃を受けた方もたくさんいました。

２０１２年の日本の将来推計人口（国立社会保障・人口問題研究所）は１９９５年生まれの女性の20・１％が50歳時点で未婚、同年代の女性のうち35・６％が子供を持たないという推計を出しています。つまり、５人に１人が結婚せず、３人に１人が子供を持たないわけです。

この時代に、私たち女性はどうやったら「産み育てること」ができるのか？　妊活とは、決して不妊治療だけのことではなく、産むためにハードルをいかに超えていくかの話です。

女性たちの不安や疑問に、国立成育医療研究センター母性医療診療部不妊診療科医長の齊藤英和先生と、少子化ジャーナリストとして婚活を提唱した白河桃子の2人で応えようとしたのがこの本です。妊娠の知識を得ることは、ライフプランの基本です。齊藤先生の章には、教科書が教えてくれなかった「妊娠」について、卵子から不妊治療まで、最前線の専門家しか知りえない知識が詰まっています。そして私は、統計などでは拾えない、子供を持てないさまざまな原因について言及し、そのハードルを越えるためにいかに現代女性たちが努力しているかをレポートしました。その姿は後に続く女性たちへヒントとなるはずです。

これからは好むと好まざるに関わらず、「働きながら産み育てる」社会になります。男性が1人では一家を養えない時代だからです。それなのに、若いうちに出産、子育てを果たせないのは、「若いうちに、働きながら子供を産み育てる」社会の設計ができていないということです。

しかし社会が整うまで、カラダは待ってはくれない。自らの将来を決めるのは自分です。知識を持ち、ライフプランを考え、この産みにくい時代に、子供を持っていただきたい。この本がそのためのヒントになれば、幸いです。

2012年3月

少子化ジャーナリスト・作家　白河桃子

◉目次

はじめに　3

第1章　婚活時代は妊活時代（白河）

「婚活」は「妊活」の序章だった！　14

〝ベルトコンベアー〟はもうない　16

ライフコースの多様化　17

「いつかは産みたい」なら、今知っておきたいこと　19

第2章　教科書が教えてくれなかった卵子の話（齊藤）

意外と知らない卵子の話　22

卵子が妊娠の鍵を握っている！　22

卵子の年齢は、自分の年齢プラス1歳 25
卵子はアンチエイジングできない 26
意外と妊娠しにくいのが人間 26

第3章 「産めるカラダ」ってどんなカラダ？（白河）

基礎体温、測る？ 測らない？ 30
みんな生理の悩みを抱えてる 31
かかりつけの婦人科がある フランスの女の子たち 32
突然ライフプランが崩れるとき 34

第4章 不妊治療の現場から（齊藤）

「妊娠しやすい年齢」「妊娠しにくくなる年齢」って？ 38
35歳を過ぎたら1年1年が勝負 39
妊娠しても、喜んでばかりいられない!? 41
意外と知らない「不妊」のあれこれ 42

スクリーニング検査でこんなことがわかる　44
まずは原因を取り除くこと　46
不妊治療、気になる治療費は？　49

第5章　「産みたい」なら、まずは結婚!?（白河）

「婚活」しても結婚できない理由　52
20代で結婚して出産するのが大変な時代!?　55
結婚のハードルを下げるためには？　57
計画性の高い彼女のケース　61
上手に早婚、早産する若い世代　64
恋愛大国フランスの妊活　66
シングルマザーという選択　73
子育てのパートナーは「お母さん」！　75

第6章　妊活時代の妊娠力とは（齊藤）

妊娠率はこうしてアップできる　80

正しい情報を持った人が妊娠できる時代 81
生理でわかるあなたの「妊娠力」 84
生理の周期からわかること 85

第7章 共働きカップルの妊活（白河）

仕事と妊娠、出産、子育てのバランスは？ 88
女性がキャリアダウンを選ぶとき 89
「産みやすい環境」を探して転職した彼女のケース 91
働くことを男性だけにまかせておけない 92
非正規雇用の女性たちへ 93
夫の子育て協力が大問題！ 96
働きながら産める社会へ 98

第8章 セックスレスが大問題（白河）

日本人はセックスをしない？ 100
フランスのセックスレス対策 102
忙しすぎる共働きカップル 103
産後の再開のタイミング 108

夫の育児不協力からレスへ？　109
妻にだけＥＤ！　111
若者世代にも増えているＥＤ　113
ＥＤの背後に仮面うつ　114

第9章　「35歳から」始める産めるカラダのメンテナンス（齊藤）

晩婚化時代の妊活　118
普段の生活でできる妊活　120
育毛剤も不妊の原因になる？　123
定期検診も妊活の一部　124
いいお医者さんとの出会い方　124
実績の多い病院、少ない病院の「ホント」　125
ココロのケアが課題　126
病院を替えたくなったら　127
不妊治療には「絶対」という言葉はない　127
不妊治療を取り巻く現状　129

第10章　妊活の未来は？（白河）

40人に1人が体外受精ベビー　134
夫婦の二人三脚で進む不妊治療　135
不妊治療の終わらない薄闇　137
不妊治療をやめるとき　142
男たちの妊活　145
精子が2匹しかいなくても子供ができた！　146
不妊治療のこれから　149

第11章　齊藤英和×白河桃子　女性を幸せにする妊活

女の子に向けての妊活教育　158
産み控えってホントにあるの？　159
35歳以上の妊活モデル　162
待っているだけではダメ　164
節電も妊活の1つ!?　168
治療をやめるタイミング　169
チャレンジする価値はある　172

あとがき　齊藤英和、白河桃子　174
巻末資料　倫理に関する見解：日本産科婦人科学会　179
引用元および参考文献　188

第１章　婚活時代は妊活時代（白河）

「婚活」は「妊活」の序章だった！

私は少子化ジャーナリストとして、未婚や晩婚、少子化といった現代の恋愛、結婚事情を長年にわたって取材してきました。２００８年には家族社会学者の山田昌弘先生と共著で『「婚活」時代』（ディスカヴァー・トゥエンティワン）という本を出し、山田先生とともに「婚活」を提唱しました。その中で「結婚活動＝婚活」という、何も考えなくても結婚できていた時代とは違う、現代の結婚事情をレポートしました。この言葉は、多くのテレビや雑誌で取り上げられ、社会現象になり、政府や自治体が少子化対策の一環として婚活をバックアップするようになったなど、いい効果もたくさんありました。一方で、「婚活」という言葉がややひとり歩きしてしまったようにも感じられました。「婚活って、結婚相談所に行くことでしょう？」と聞かれたこともありましたが、もちろんそうではありません。さまざまな誤解があるようなのでここで改めて説明すると、婚活時代とは「意志を持って活動しないと結婚できない時代」ということです。重要なのは意志なのです。

これまでは、若者たちが何も考えなくても結婚できる、ベルトコンベアーのようなシステムが日本にはありました。それに乗っていけば、誰でも自然に結婚できて、そのまま妊娠や出産もついてきたのです。ところが今はそのシステムは、崩壊してしまいました。地域の誰かが世話してくれるお見合い、お嫁さん候補を会社が用意してくれる社内恋愛もなくなりました。自分で出会いを見つけ、自分で交際し、誰にも背中を押されることなく、結婚する。出会いから決断まで、自分でやらなくてはいけない。現代は意識して活動しないと、結婚できない時代なのだと。それが『「婚活」時代』を書いた大きな要因でした。

でも実は**「婚活」は、今回の本で取り上げる「妊活」の序章だったのです。**自分のことで恐縮ですが、私は36歳という、比較的遅い年齢で結婚し、子供を持たないまま今まで来ています。これは「子供はいらない」と思っていたわけではないのです。自然に、いつか授かるだろうとのんびりと思っており、そのため特に不妊治療などの努力もしなかったのです。でも本当は、子供のいない人生なんて、想像もしていなかったのです。

結婚や恋愛は、何歳になってもできるものだと思っています。でも出産だけは、年齢に限界があります。もしも「いつか子供が欲しい」と思っているなら、そのことを意識してなるべく早くに備えたほうがいい――自分の人生から、もしも後輩のみなさんに伝えられることがあれば、そのことを伝えたいと思っています。

ところが、多くの女性にこのことを伝えると「そうはいっても、先に相手を見つけて結婚しなくちゃ」と言う。とにかく日本では、結婚と出産はセットなのです。そしてその結婚のハードルが、とても高くなっている。ではとりあえず、結婚のハードルだけでも越えてもらいたいと思い、書いたのが「婚活」の本だったのです。

〝ベルトコンベアー〟はもうない

今の20代、30代のお母さん世代のときは、女性のライフコースがほぼ決まっていました。学校を卒業したら正規就職。1987年当時は8割くらいの女性が事務職として正規就職できていました。それは、その企業で働くサラリーマンの「お嫁さん候補」として、企業に選ばれて就職しているという事情もあったからです。社内結婚のとても多い時代でした。1980年代までの女性の就職というのは、就職↓お婿《むこ》さん探し↓結婚して永久就職という流れになっていたのです。そこで、結婚を機に退社する人もいたし、しない人もいましたが、次にやってくる出産では、退社する人が多かった。子育てを何年かして、再び働き始めますが、多くの場合はパートタイムです。**正社員として復帰できる人は4人に1人です。**大学で授業をするときに、よく学生さんたちに手を挙げてもらうのですが、自分の小さい頃からお母さんがフルタイムで働いていた人を尋ねると、大きな教室でも数名しか手が挙がりません。その子たちのお母さんの職業は、ほとんどが教師か公務員です。そして、自分が小さい頃、お母さんはいつも家にいましたか、と尋ねると、大部分の学生が手を挙げる。そして子供が大学生になった今、そのお母さんたちの多くはパートタイムで働いています。これが、今の若い女性たちのお母さんの平均的なライフスタイルです。かつてはあった、この自動的な流れが、途切れてしまったのです。

ライフコースの多様化

現代を見るとどうでしょう。まず、卒業しても、簡単には正社員になれません。未婚女性の5割が非正規職についています。お嫁さん候補という隠れた採用枠もない。正社員になったとしても、仕事は長時間でハードです。現代は転職がさかんで、30歳くらいでも、3回ぐらい転職しているという人も多い。そうなると、かつてのように、安定した職場で誰かと出会うチャンスも減ります。当然社内結婚の数も減ります。また、結婚したとしても、仕事が忙しく、なかなか子供を持たないケースもあります。若い世代の収入は低く、経済的事情から産めない夫婦もいます。そして、結婚して出産して退職したとしても、今度は夫の仕事が減給やリストラで危ないということもあり、安心できません。正社員でも男性ひとりで一家を養えないのです。離婚率も36％、3組に1組以上が離婚するというデータもあります。そう、**女性が結婚で食べていける時代は終わったのです。**しかし子育てと仕事の両立はまだまだ厳しく、6割の女性が出産を機に退職しています。

現代の女性たちのライフコースというのは多様化しており、ひとりひとり異なる人生を歩んでいます。どれが正解で、どのコースに乗れば「一生安心して暮らせる」というものはもうありません。逆に言えば、いくらでも自分で選んで自由に生きていける時代でもあるのです。それなのに、なんとなく自分の母親の世代が当たり前にやってきた就職、結婚、出産という「女の幸せセット」がまぼろしのように頭にあって、いつかそれが自分のもとにもやってくるだろうと思ってしまう。そういう人が、まだまだ多いのではないかと思うのです。

『「婚活」時代』で書いたとおり、もうすでに、就職も自動的にできないし、結婚も自動的にできない時代です。この「自動的」とは、イコール「待ちの姿勢でいる」という意味です。同じように、妊娠、出産に関しても、待ちの姿勢のままでは難しい時代になっていくのではないかと思われます。そこで提唱したいのが「妊活」です。婚活がさんざん「合コンやお見合いパーティのこと」と誤解されたので、ここは強調しておきたいのですが、決して「不妊治療」のことではありません。やはり意識の問題なのです。**私は妊活を「意志を持って授かること」と思っています**。就活や婚活と同じく、受け身で待っていては何も起こらない。でも、出産はやはり最後は「授かりもの」という側面もあります。出産のメカニズムを知れば知るほど、赤ちゃんが生まれることは奇跡のようなものだと感動すら覚えます。ただ、その奇跡は、知識や準備やそこに向かう意志があって起きるものです。意志を持ち、準備し、そして最後は神様にゆだねる……それが現代において出産に至る近道ではないでしょうか。

「いつかは産みたい」なら、今知っておきたいこと

現代女性が妊娠、出産を念頭に置いたときに、越えなければならない4つのハードルがあります。**①産めるカラダをどうメンテナンスしていくか　②結婚　③仕事や経済力、パートナーの協力という自分の周囲の問題　④不妊**という4つです。これはあとにひとつひとつ見ていくことにしますが、これらのハードルは「いつかは自分も自然にできるはず」と待ちの姿勢でいるだけでは簡単に越えられないものです。それならば、どうすればいいのか。この本にはそのヒントがいっぱい詰まっています。もちろん、結婚しなさいとか、子供を産みなさいと強制するわけではありません。私は仕事もあって、結婚して子供もいる女性だけが幸せとは思いません。ライフプランが多様になっている現代は、自分の人生を自分で考えて切り開いて行く必要があります。就職や結婚だけでなく、妊娠、出産に関してもそれは同じです。言い換えれば、結婚も非婚も産むも産まないも自由。でももし「私もいつかは産みたい」と思っているのなら、今から意識して行動していってほしい。この本が、そう考える人たちのヒントになればいいと思っています。

第２章　教科書が教えてくれなかった卵子の話（齊藤）

意外と知らない卵子の話

私は今、国立成育医療研究センターの母性医療診療部不妊診療科というところで、主に不妊治療に悩む患者さんたちの治療をしています。私のところに不妊で悩んで診察に来る患者さんの多くが、**妊娠しにくくなる時期があるということをどこでも教えてもらえなかった**と言っていました。確かに、現在の保健体育の授業では、「セックスをすると妊娠する可能性がある」「望まない妊娠を避けるためには避妊が必要」など、〝妊娠しないための知識〟は教えてくれるけれど、一方で〝妊娠するための知識〟については十分にページを割《さ》かれていないようです。しかし、将来子供を持ちたいと思うのなら、妊娠そのものや卵子の基本的な知識は持っておきたいものです。

まず、卵子について。実際、赤ちゃんの素となる卵子について聞かれると「生理は排卵によって起きる」ぐらいしか答えられない人が多いのではないでしょうか。実は卵子の年齢や数が妊娠の鍵を握っていることは意外と知られていません。

卵子が妊娠の鍵を握っている！

女性の一生の中で、卵子の数が一番多いのはどの時期だと思いますか？　答えは、「胎生

20週（妊娠22週）頃」です。お母さんのお腹にいるときなんですね。この時点の卵子の数は、約７００万個です。女性の一生分の卵子は、実はこのときに全部作られてしまうのです。そんなにあるならいいじゃないと思うかもしれませんが、ここをピークにして、卵子はどんどん減っていきます。出生時には約２００万個に減り、さらに初潮を迎える思春期には約30万個まで激減します。卵巣の中でどんどん消滅していくのです（図表1）。

初潮以降、卵巣はほぼ月に1個のペースで排卵を行います。仮に閉経まで40年間とすると、その間に排卵される卵子は４８０個。その他の数十万個の卵子は、排卵されることなく消滅してしまうのです。つまり数十万個の中から、選《よ》りすぐりの卵子が排卵されるのです。

妊娠との関係で注目したいのは、年齢を重ねるごとに卵巣内にある健康な卵子も減ってしまうことです。例えば、排卵の際には複数の卵細胞の〝候補〟の中から最も成熟した卵子が選ばれますが、その〝候補〟の数は20代で約30～40個程度。ところが30代に入るとその数が減少し始め、40代では2～3個というケースもあるのです。候補が減れば健康な卵子が排卵される可能性も低下する。健康な卵子の排卵が減れば、妊娠率もそれだけ低下するのです。

そこで知りたいのは「卵巣にあとどれぐらい卵子が残っているか」ということです。現時点での卵子の数を測る方法は、発育中の卵胞（顆粒膜《かりゅうまく》細胞）から分泌されるアンチミューラリアンホルモン（ＡＭＨ）の血中値から推計することができます。卵子の数というのはと

〈図表1〉卵子の数の変化

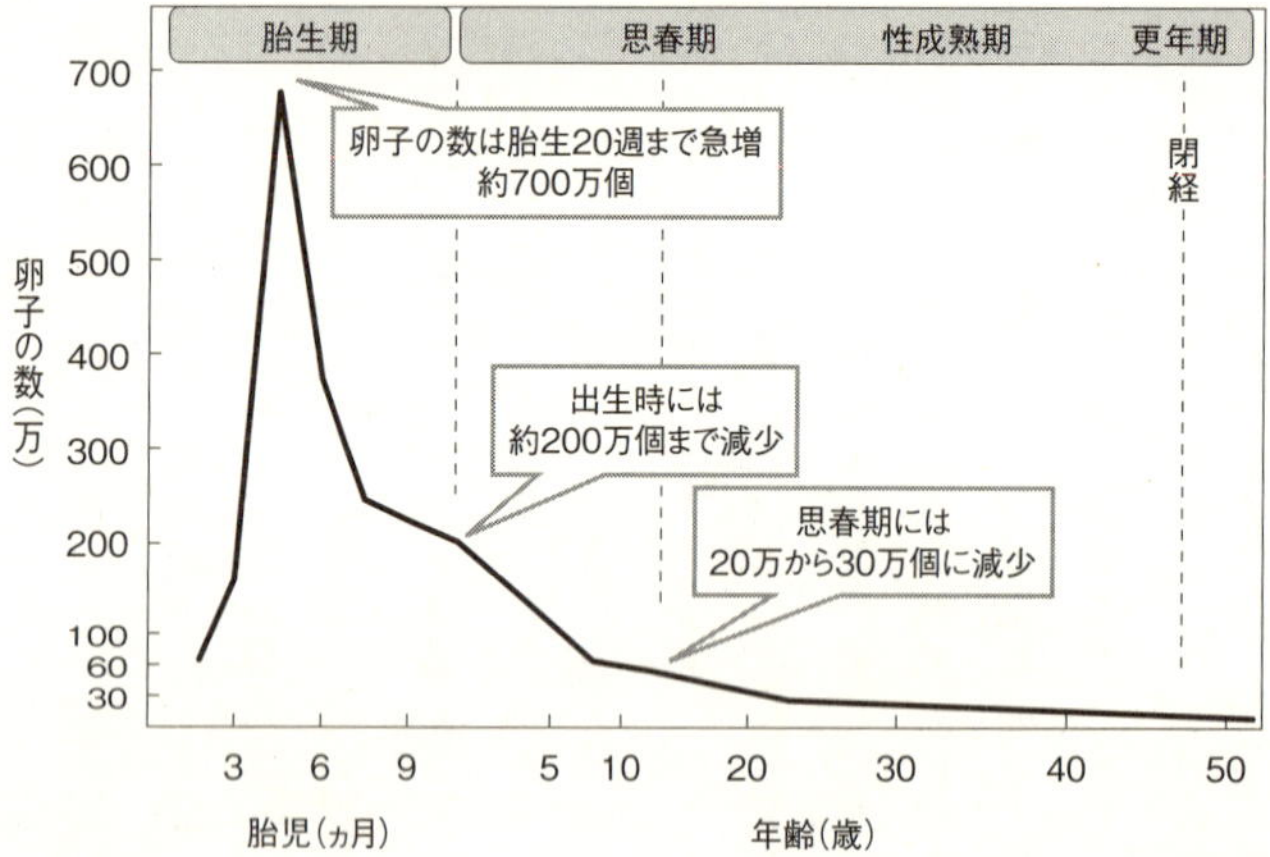

(鈴木秋悦『ヒトの受精のタイミング』講談社)

ても個人差があります。染色体異常の一種であるターナー症候群などで先天的に卵子の数が少ない人もいます。早発閉経の原因の1つでもある自己免疫疾患の病気にかかって、後天的に少なくなる人もいます。また、子宮内膜症の手術をすると、卵子の数は大幅に減ってしまいます。検査で卵子そのものを増やせるわけではありませんが、現状の卵子の数を知ることはできるのです。

もちろん、卵子が減っても排卵をしているのであれば、妊娠することは可能です。不妊治療では、卵子を取り出して健康な卵子を選んで受精させ、子宮に戻すことができます。ただ、このあと説明しますが、**加齢によって健康な卵子が減れば、治療をしても妊娠率は低くなります**。そのため、若いうちから「いつまでに産みたいか」について考えておいていただければと思います。

卵子の年齢は、自分の年齢プラス１歳

このように、卵子は女性がお母さんのお腹の中にいるときにすべて作られます。卵子の年齢は、ご自身の年齢プラス1歳ということになります。毎月排卵されるというと、1月ごとに新しい卵子が生み出されていると思われがちですが、そうではありません。卵子は自分の年齢の1歳年上ですでに生まれており、一緒に年齢を重ねていくのです。35歳の人の場合、卵子の年齢はプラス1歳で36歳と考えておいてください。

年齢を重ねれば、私たちの外見にもシミやシワが増えていきます。体力や代謝が落ちるなどの変化もあらわれます。これは卵子にとっても例外ではありません。例えば、20代の若い卵子は、周りをふわふわの顆粒膜細胞が放射状に取り囲み、形もきれいな正円のものが多いのです。しかし30代も半ばを過ぎると、そういう健康な卵子の数は減り、形がいびつだったり、顆粒膜細胞が少なかったりする卵子が増えるのです。このような卵子は、健康的な卵子に比べて受精しにくいといわれています。運良く受精したとしても、着床できなかったり、きちんと細胞分裂されずに成長が止まり、流産する可能性が高くなってしまうのです。

卵子はアンチエイジングできない！

近年、女性たちはますますエイジレスになってきています。見た目の若さは個人の努力でいくらでもキープできるようになりました。しかし、**今のところ、卵子をアンチエイジングする方法は見つかっていません。**ただ、肉体の老化に個人差があるように、卵子の加齢にも個人差があります。卵子の加齢変化は止められませんが、保存されてあった卵子が排卵されるまでの卵胞発育段階に悪影響を与える過労や睡眠不足、過度なダイエットや太り過ぎなどに注意すれば、保存してあった卵子を健康に発育・排卵する能力はキープできます。卵子を若返らせることは難しいですが、今の生活習慣を見直すことで、健康的な卵子を排卵し、妊娠できる機会を増やすことは十分に可能なのです。

意外と妊娠しにくいのが人間

それでは、女性が1回の排卵周期で妊娠する可能性はどれだけあるのでしょう？　諸条件によって変わりますが、その確率はだいたい25％程度といわれています。意外に思われるかもしれませんが、他の動物に比べても、人間は「妊娠しにくい生き物」なんですね。

ただこの25％という統計値は、女性の年齢やセックスのタイミングなどは特に考慮せずに

〈図表2〉年齢別にみる排卵と妊娠率の関係

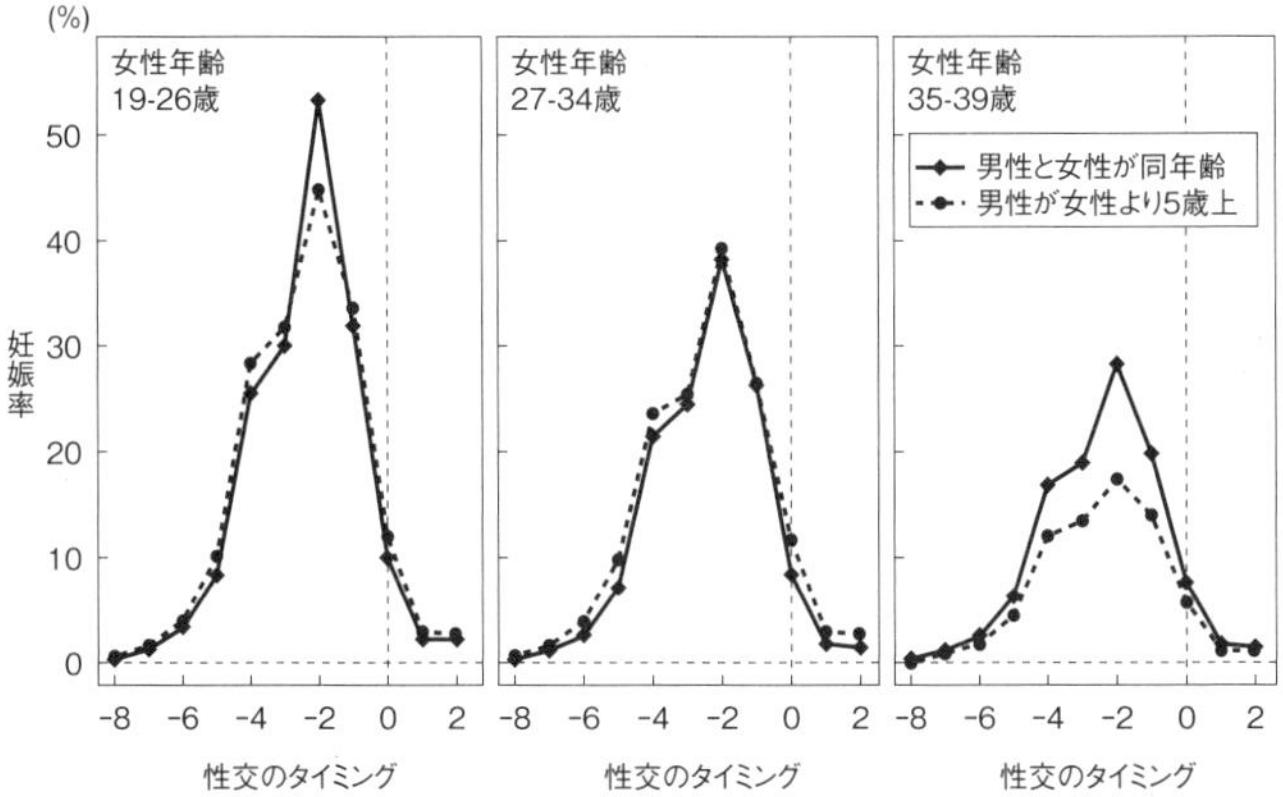

※0＝排卵日

（Human Reproduction Vol.17, No.5 pp.1399-1403,2002）

まとめられた〝概算値〟。それでは、対象を妊娠適齢期の女性に限定し、さらに妊娠しやすいと言われる排卵日前後のセックスに的を絞ったらどうなるでしょう。

ヨーロッパの不妊専門雑誌に掲載された自然妊娠に関するデータで、女性の排卵にタイミングを合わせてセックスしたときに、どの程度妊娠するのかというものがあります（図表2）。これを見ると、19〜26歳の女性だと、タイミングが合えば5割が妊娠しています。27〜34歳になると、4割。さらに35〜39歳になると、3割になります。タイミングが合えば百発百中で妊娠するものだと思っている人もいますが、人間の妊娠率というものはそれほど高くないのです。

第３章　「産めるカラダ」ってどんなカラダ？（白河）

基礎体温、測る？　測らない？

若い女性たちに「子供は欲しいですか？」と尋ねると、だいたい「いつかは欲しい」と答えが返ってきます。でも将来子供を産むことを念頭に置いて、今から健康に気を遣っている人というのはあまり多くないように思われます。

私が最初にこの問題に気づいたのは、２００３年のことです。ある婦人体温計を、女性チームが開発したというので、その発表会に行ったことがきっかけです。

女性が使いやすい婦人体温計ということで、製品の説明がされ、サンプルとして女性スタッフたちが測ってきた基礎体温のグラフが貼り出されました。すると、その場にいた婦人科の先生もびっくりするくらい、みんなのグラフがバラバラで、安定していなかったのです。

ご存じかもしれませんが、女性の基礎体温というのは排卵を境に2層になっています。これが乱れているということは、生理が来ていても、排卵が行われていない可能性があります。ストレスや、婦人科系の病気、また極端なダイエットなどが原因と考えられていますが「身近な女性たちでこんなに安定していない人が多いなんて」と先生も驚かれていました。

そのとき、ふと隣に座っていた20代の女性編集者に「基礎体温って測ってる？」と聞いてみると、「え？　測ったことないです」と言うのです。私たちの時代は、基礎体温を測って避妊する時代だったのですが、今は違うのです。ちなみにその女性に「基礎体温測っていなくて、彼とエッチするときどうするの？」と尋ねたところ「それは、できちゃったら、できちゃったで」という答えが返ってきました。もちろん、感染症予防のためコンドームを使うことがいいのですが、「ああ、そういう時代なんだなあ」と納得しました。

みんな生理の悩みを抱えてる

その後丸の内で働くOLのみなさんを対象に「丸の内OLのための少子化講座」というシリーズを主催したとき、「キャリアと産みどき」というテーマを設定したことがあります。植物療法の専門家の女性にも講師をしていただきました。

その方はもともと薬剤師で、学生時代にハードなダイエットをやったことで、生理が来なくなってしまったそうです。それで彼女はさまざまなホルモン剤などを投与して治療をしたのですが、治らない。ところが意外な転機がやってきます。植物療法の勉強をするため、仕事を休んでイギリスに留学をしたのです。植物の持つ香りの中で、女性ホルモンを活性化させるものがあるのですが、その香りを使った化粧品を自分で調合して使っているうちに、再び生理が来るようになったそうです。それだけが原因ではないかもしれませんが、仕事を休んでストレスが減ったことなどもあって、とにかくケミカルな薬で治らなかった悩みが解消しました。フランスを中心にヨーロッパでは、植物療法によるホルモン治療はごくあたりまえに行われているそうです。彼女は現在、2児の母になっています。

講座の後、その先生は講座に来ていた50人ほどの女性たちに囲まれて、あれこれ相談されました。その内容を後で尋ねたところ、**みんな「生理がきちんと来ない」という悩みを抱えていた**そうなんです。丸の内OLのみなさんが、そんな悩みを抱えているなんて、と私たちは驚きました。

ところが、そういう悩みを抱えた彼女たちが、婦人科に相談に行ったり、ピルを飲んだり、なにか治療をしているのかというと、そうではない。なんとなくそのままにしている人が多かったのです。これは少し問題があるのではないかと思いました。

かかりつけの婦人科があるフランスの女の子たち

齊藤先生も同じことをおっしゃっていますが、40代で不妊治療をしている女性たちと話していると、「誰も教えてくれなかった」と言う方が多いのです。「**避妊のことは教えてくれるけれど、いつまで妊娠できるかについてはどこでも教わらなかった**」と。確かに、今の日本では若いうちから妊娠することについて教えてもらえる機会がほとんどありません。保健体育の教科書を見ても、生殖についてはわずか2ページほど。大学生に聞いても「高1か高2

でやったけど……」と、覚えていない人も多いようです。「誰も教えてくれなかった」の原因は彼らの母親にもあります。しかし、ベルトコンベアーに乗って出産に至った世代なので、それに関する知識のない人も多いのです。

私の友人の植物療法の専門家、森田敦子さんはフランスの産婦人科の先生方による団体「オサン・デ・ファム」の日本支部を作っています。彼女によるとフランスのお母さんには、娘に初潮が来たら、自分のかかりつけの婦人科医を紹介するという習慣があるそうです。フランスでは、一生つき合って行くかかりつけの婦人科医がいるのは当たり前です。フランスでは避妊＝ピルを飲むことなので、医師にピルを処方してもらって、娘にきちんと避妊をしてもらいたいということもあるのでしょうが、日本ではそういう話はあまり聞きません。何か問題が起きない限り、定期的に婦人科にかかる人はいませんよね。

最近の婦人科の先生たちの悩みは、結婚した女性が受診に来て「先生、ずっと生理がなかったのですが、そろそろ子供が欲しいので、生理を起こしてください」と相談してくることだそうです。もちろん、治療すればできないことはないけれど、子供が欲しくなってからというのではなく、**独身のうちから、彼ができる前から自分のカラダを意識してほしいのです。**いま、25歳以下で結婚したカップルの50％が「できちゃった婚」ですが、産めるカラダのメンテナンスをしていないと、彼と「できちゃった婚」もできないんだよ、と女性たちによく言っています。

突然ライフプランが崩れるとき

排卵がある、ないだけではなく、健康そのものを維持することも必要です。長い人生の中では、思いも寄らないことが起こる場合もあります。私の知人に、30代後半で乳がんが見つかった女性がいます。彼女はずっと仕事に邁進《まいしん》してきて、そろそろ仕事のメドがついてきたので、さあ妊娠だと思ったら、乳がんが見つかってしまった。放射線治療などをしなければならず、もはや妊娠どころではなくなってしまったのです。自分にまさかそんなことが起こるなんて、思ってもみなかったそうです。

30代の働く女性と話していると、みなさんライフプランを立てています。「あと数年働いて、今の職場でもう少しキャリアを積んでから産みたい」とか「転職したばかりなので、もう少し働いて軌道に乗ったら産みたい」という話をよく聞きますが、突然の病気で、そういう計画が崩れる可能性があります。やはり妊娠だけはプラン通りにはいかない。**女性が妊娠するということは、健康あってのこと。**若い女性に増えているのは子宮頸がんですし、乳がんになる年齢も30代と早まってきています。日頃から健康診断などでチェックするように心がけたいものです。

まだ結婚していない人も、彼のいない人も、**自分のカラダの声に耳をすましてみましょう**。不調があればすぐに婦人科に相談しましょう。不安を抱えているよりも、専門家に相談したほうがずっと安心です。婦人体温計も、最近は寝たまま測れるような便利なものも増えています。また、ルナルナ（http://pc.lnln.jp/PC/index.html）など、パソコンや携帯で基礎体温を管理することで、生理予定日や排卵予定日を教えてくれるサイトやアプリもあります。こういうものを上手に活用することも、ストレスなく体調管理をしていくために大切なことだと思います。まだ産むとも産まないとも決めていないなら、いつか赤ちゃんを産むかもしれないカラダを、大切にメンテナンスしていきましょう。

第4章　不妊治療の現場から（齊藤）

「妊娠しやすい年齢」「妊娠しにくくなる年齢」って？

私が今、不妊治療の現場で一番感じていることは、「みなさん妊娠しづらくなってから診察に来る」ということです。当センターに初診で来る女性の平均年齢は39歳。専門性の高い病院という性格上、病院に1つか2つ通ってからこちらに来る患者さんも多いのですが、それでもやはり「もう少し早く来てほしかったなあ」というのが実感です。というのも、**女性には妊娠に適した時期というものがあり、それは20歳から34歳といわれているからです。**35歳を境に、流産率が上昇し、生産率《せいざん》（無事に出産する確率）が低下します。つまり35歳を境に、どんどん妊娠しづらくなっていくのです。そのことを患者さんに伝えると、みなさん口を揃えて「そんなことは聞いていなかった」「どこでも教わらなかった」と言うのです。もしくは、知っていても「私は大丈夫だろう」と思っていたと言う。この気持ちはとてもよくわかります。ただ、そのために、赤ちゃんが欲しくても授からなかったら、こんなに残念なことはありません。私が「妊娠に関する正しい知識をもっともっと世の中に広める必要がある」と日々感じているのはそのためです。

先日の国会である議員が、少子化対策のために若い世代にもっと妊娠についてアピールしていかなきゃいけない、と発言していました。海外では「若いうちに妊娠しよう」とアピールしている国も多くあります。我々ももっと積極的に発信したほうがいいのではないのかと思います。**「卵子は加齢する」という日本では意外と知られていない事実をみんなに広く知ってもらって、早めに妊娠することをプロパガンダすることが大切だと思います。**私は「ゼロから考える少子化対策プロジェクトチーム」でも有識者としてお話ししたことがあるのですが、そこに参加している人たちは卵子が加齢することを理解しています。情報はホームページでも見られます。でも一般の人たちはなかなかそこまで見ないでしょう。もっと広く知ってもらうために、どうやってアピールしていくかが課題です。インパクトがあって、若い人たちがその気になることが大事と考えています。今すぐ産みたい人も、いつかはと思っている人も、妊娠についての正しい知識を身につけて、自分にとってのベストなライフプランを描いていただきたいと思います。

35歳を過ぎたら1年1年が勝負

妊娠について、女性の35歳はひとつの区切りとよくいわれますが、実は35歳以降でも、1年1年、妊娠率は変化していきます。同じように不妊治療をするのでも、30代前半で治療をするのと、30代後半になってからするのでは妊娠率が違います。体外受精をした際の成功率のデータを見てみると、32歳から徐々に下がり始めます。36歳までは1歳につき1％下が

〈図表3〉年齢別自然流産率

年齢区分	妊娠例数	流産例数	流産率(%)
24歳以下	90	15	16.7
25〜29歳	673	74	11.0
30〜34歳	651	65	10.0
35〜39歳	261	54	20.7*
40歳以上	92	38	41.3*
合計	1,767	246	13.9

*25〜29、30〜34歳の群と比較して有意差あり(p<0.01)
(虎の門病院産婦人科1989.1.〜1991.7.データ)

(母体年齢と流産 「周産期医学」vol.21 no.12, 1991-12)

り、37歳以降だと1年に2%ずつ下がっていきます。40歳になると成功率は30代前半と比較すると約半分になります。44歳になると、体外受精をしても、1%の生産率になってしまうんです。

例えば、初診で39歳でも、検査や診察を続けるうちに、40歳、41歳と年齢を重ねる場合もあります。**37歳で受診するのと、39歳で受診するのでは大違いです。**1歳でも早い方が治療時間も短くて済むし、患者さんの肉体的な負担も、経済的な負担も、ずっと少なくて済むのです。

これはあくまで治療時の確率で、実際には30代後半で自然に妊娠・出産している人も多くいます。ただ、妊娠には個人差がありますので、「あの人が40歳で妊娠したから私もできる」というわけではありません。年齢は、みなさんが考えるよりもかなり大きく妊孕《にんよう》力（妊娠する力）に影響するということを覚えておいてください。

妊娠しても、喜んでばかりいられない!?

さらに、年齢を重ねた場合、妊娠できたとしても、無事に生まれる率が下がってきます（図表3）。流産率は、32歳を過ぎると徐々に上がります。42歳になると、流産率は50％。うまく妊娠できても、半分は無事に産まれないのです。これはとても残念なことです。

私たち医師にとっての妊娠の定義とは、超音波で赤ちゃんの袋が確認できることを指します。妊娠検査薬による妊娠反応だけでは、まだ妊娠とは認めません。妊娠反応が出ただけだと、十数％の流産の可能性があります。また、袋を確認しないと、子宮外妊娠の可能性もあり、それでは赤ちゃんは育ちません。妊娠反応が出てから約1週間で、確認することができます。ここで子宮外妊娠でないことがわかり、袋の直径が数ミリあれば正常です。**6週になると、赤ちゃんの心拍がわかる。月が過ぎるにつれて、流産率は徐々に下がり、8週過ぎるとだいたい安定します**。ここまでくると、だいぶ安心できます。不妊が原因で治療している人の場合、やはり流産率は自然妊娠に比較し少し高くなりますが、自然妊娠の場合でも、同じように年齢が高くなるにつれて流産率も上昇していきます。

次に、男性と女性の年齢差を見てみましょう。男性が女性より5歳年上で40〜44歳の場合、35〜39歳の場合と比べると、妊娠率が10%下がっています。つまり、**年齢を重ねることで、男性の妊娠させる能力も落ちる**んですね。これはあまり知られていない事実かもしれません。よく男性はいくつになっても子供が作れると言いますが、実は男性の年齢も影響してくるのです。それでもやはり、女性のカラダのほうが圧倒的に年齢に左右されることは確かです。

意外と知らない「不妊」のあれこれ

「不妊」とひとことで言っても、その原因はいろいろと分かれています（図表4）。それぞれ原因別に排卵因子、卵管因子、子宮因子、男性因子と分けています。排卵因子に関するのは、ダイエットやストレス、またホルモン異常によって排卵しないことを示します。卵管因子は、卵管の形に異常があったり、卵管が詰まっていることを示します。子宮因子は、子宮の形に異常があったり、ポリープや筋腫の場合です。男性因子は、夫に精子がない、少ない、動きが悪いということを指します。たとえ精子が作られていても、運ぶ位置が間違っているために、うまく受精できないという場合もここに含まれます。また、最近非常に多いのは、ＥＤ（勃起不全）です。これも男性因子に含まれます。不妊の検査では、このような原

〈図表4〉不妊の原因疾患

排卵因子（25〜30%）	◆ダイエット ◆ストレス ◆高プロラクチン血症 ◆多嚢胞性卵巣症候群 ◆早発卵巣機能不全
卵管因子（30〜35%）	◆卵管閉塞・狭窄（クラミジア卵管炎など） ◆卵管周囲癒着（骨盤腹膜炎、子宮内膜症など）
子宮因子（10〜15%）	◆子宮奇形 ◆子宮発育不全 ◆子宮筋腫 ◆子宮内膜ポリープ、子宮内膜炎 ◆アッシャーマン症候群（子宮腔癒着症）
男性因子（30〜35%）	◆造精機能障害（精索静脈瘤、停留精巣、染色体異常など） ◆精子成熟・保護障害（副睾丸炎、前立腺炎など） ◆精路障害（輸精管閉塞など） ◆射精障害（インポテンツ、逆行性射精など）
その他	◆頸管因子（頸管炎、頸管粘液産生不全など） ◆腟因子（処女膜閉鎖、腟閉鎖、腟欠損など） ◆免疫因子（抗精子抗体など） ◆子宮内膜症

（苛原稔 編『インフォームドコンセントのための図説シリーズ　不妊症・不育症　改訂版』医薬ジャーナル社）

因を、順を追って調べていきます。

スクリーニング検査でこんなことがわかる

最初に行うのは、スクリーニングという基本的な検査です。女性の場合、月経周期に応じてホルモンが変動するので、それに合わせていくつか検査をします（図表5）。

まず月経初期に血液検査でLH（黄体化ホルモン）、FSH（卵胞刺激ホルモン）、プロラクチンといったホルモンが正常に分泌されているかを測ります。そして月経が終わる頃に、造影剤を子宮に満たして、腹部のレントゲンを撮ります。子宮の形に異常がないか、また卵管が詰まっていないかなどはこれで調べます。卵胞（卵子が入っている袋）の形や育ち方は、超音波で見ることができ、排卵の時期も推定できます。卵胞が育ってくると、血液検査でエストロゲンというホルモンの値を測ります。エストロゲンは卵胞が発育するとともに濃度が高くなる女性ホルモンです。卵胞が発育しないとエストロゲンの値は低いままです。また、排卵日が近づき、エストロゲンの分泌が増えると、子宮頸管から分泌される粘液も増加します。これは精子が子宮へ上がりやすくする働きがありますので、排卵日にタイミングを合わせてセックスしてもらい（タイミング法）、ちゃんと精子が子宮に上がっているか調べます。もとの精子が元気でも、そこで動きが悪くなったりすると、粘液に異常があることが

〈図表5〉月経周期に応じて行うスクリーニング検査

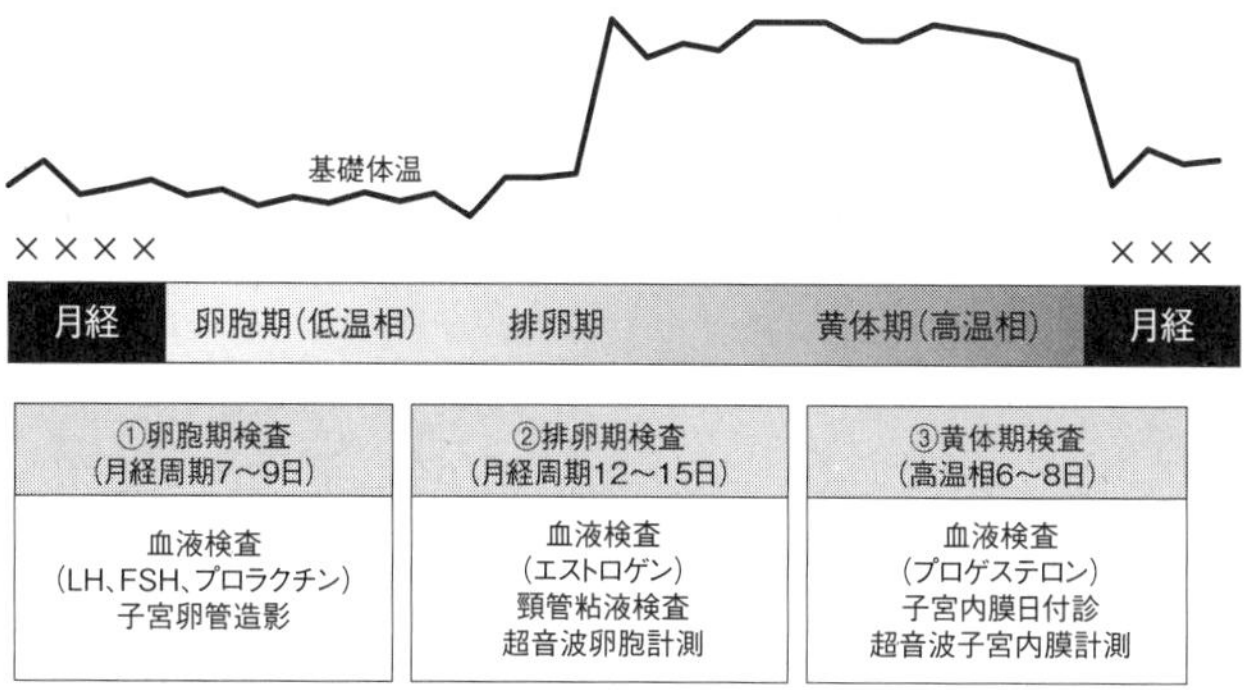

（苛原稔 編『インフォームドコンセントのための図説シリーズ　不妊症・不育症 改訂版』医薬ジャーナル社）

考えられます。これを抗精子抗体といいます。

黄体期に入ると、血液検査でプロゲステロン（黄体ホルモン）が正常に分泌されているか調べます。同じ頃、子宮内膜の厚みを調べます。子宮内膜は、月経時にはがれ落ちて、排卵に向けて厚くなっていくものですが、たまに内膜の厚みが薄い人もいます。こういう人は、妊娠しづらいのです。最低8ミリくらいあると、受精卵が着床しやすいです。人によっては、きちんと月経はあるのに排卵が遅れたり、排卵されていなかったりすることがあります。ホルモンも正常に分泌されていて、体温も上がっているのに、排卵期になっても卵胞が破裂していないという人もいます。月経周期に合わせ、約1ヵ月かけて調べることで、ホルモンや子宮・卵巣の変化を知ることができるのです。

それ以外に、不妊の一因となるクラミジアという性病の検査を1度します。

男性因子の検査は、精液検査が基本です。男性に5日ほど禁欲してもらい、精液を容器に取ってもらいます。精液は量、濃度、運動率、奇形率などを調べます。精子の異常としては、精液が射精されない無精液症、精液の中に精子がいない無精子症、精子の運動率が低い精子無力症などがあり、異常の程度によって精密検査に進みます。

スクリーニング検査の場合、男性は1回受診してもらえば済みますが、女性は生理周期に合わせて、だいたい5回くらい通院していただくことになります。スクリーニング検査で原因があれば、その原因の治療へ、ない場合はタイミング治療を数周期行いますが、それで妊娠しない場合は、さらに精密な検査に進みます（図表6）。

まずは原因を取り除くこと

不妊の原因がわかり、治療をして、医師の指導で排卵日前後に性交（タイミング法）をしてもらえれば、半年くらいでかなりの患者さんは妊娠します。卵管造影をした後にタイミング法をすると、それだけで2〜3割くらいの患者さんが妊娠するという現場の実感もあります。これは卵管の状態を見るために、卵管の中を一時的に造影剤で満たすので、結果として「卵管をすすぐ」ことになり、精子・卵子が通りやすくなるためと考えられます。

〈図表6〉不妊のスクリーニング検査と精密検査

	スクリーニング検査	精密検査
排卵因子	基礎体温測定 LH、FSH、プロラクチン測定 エストロゲン、プロゲステロン測定 頸管粘液検査 超音波卵胞計測	ゲスターゲンテスト エストロゲン－ゲスターゲンテスト LHRHテスト 甲状腺機能検査 トルコ鞍MRI 染色体検査
卵管因子	子宮卵管造影法 通気・通水テスト	腹腔鏡
子宮因子	子宮卵管造影法 超音波断層法 子宮内膜日付診	子宮鏡 CT、MRI
その他の因子	抗精子抗体 クラミジア抗体	性交後試験（フーナーテスト） クラミジア抗原
男性因子	精液検査 抗精子抗体	〈泌尿器科紹介〉 LH、FSH、プロラクチン測定 テストステロン測定 精巣生検 精管造影 精子機能検査 染色体検査

（『新女性医学大系　第15巻』不妊・不育、p21図8より改変引用）

タイミング法を繰り返してもなかなか妊娠しない場合は、人工授精をします。これは精子を採取して洗浄し、細い管で子宮の奥まで入れて、卵管に行きやすくする方法です。これでうまく妊娠しない場合は、体外受精、または腹腔鏡検査に移行します。体外受精とは、採取した卵子に精子を振りかけて、自然に受精するのを待ち、順調に受精、分割したら子宮内に戻す方法です。精子が極度に少ない場合は、採取した卵子に1匹の精子を細いガラス管で注入する顕微授精という方法を用いる場合もあります。私の担当している患者さんでは、妊娠した方の多くは5回以内の体外受精治療で妊娠しています。もちろん、1回の体外受精で妊娠する人もいますし、10回目でようやく妊娠する人もいます。いろいろ調べても原因がわからないまま、何年も治療を続ける人もいます。私の勤務している病院で妊娠した最高齢は46歳です。以前、46歳で妊娠した方がブログで報告したところ、噂が広まったようで、46歳の女性が何人も受診にいらしたことがありました。でも46歳で妊娠というのは全患者さんの中では、とてもまれなケースです。46歳の次は44歳の方が2人いらっしゃいました。43歳で妊娠した患者さんは、何人かいらっしゃいます。２００９年の生殖補助医療（体外受精・顕微授精・凍結融解胚を用いた治療）についてのデータ（日本産科婦人科学会誌）を見てみると、総出産数の約2・5％が生殖補助医療による出産と出ています。40人に1人の割合です。10年前には１００人に1人の割合でした。生殖補助による出産の数は、ここ数年でぐっと増えているのです。

不妊治療、気になる治療費は？

それでは、受診するタイミングというのはいつがいいのでしょう。これは、排卵日前後の性交を何回か試して、それでも妊娠しない時です。若い方なら６回くらい試してみてください。「不妊症」の定義は「妊娠を試みて2年経っても妊娠しないカップル」を指しますが、35歳以上の方なら３ヵ月。３回くらい試して「妊娠しないな」と思ったらもう受診していいと思います。

不妊治療と聞くと、治療費がどのくらいかかるのか不安に思う方も多いでしょう。今説明した基本的な検査は、不妊治療専門の個人医院、公立の病院や大学病院では全部行っているもので、保険が利きます。次の段階として、卵胞の数が少ないとか、ＦＳＨ（卵胞刺激ホルモン）の値が高いなどの原因を検査するには、ＡＭＨ（アンチミューラリアンホルモン）を測定するのですが、この検査は、精密検査となります。ここからは自費の検査になってきます。また、人工授精は1回約1～3万円かかりますが、これも自費治療です。

体外受精になると、だいたい1回にかかる費用は、安いところで20万～30万円。高額なクリニックになると、1回60万円くらいするところもあります。何回続けるかはご自身の意思によりますが、結果として何百万円をも払っている患者さんもいます。ただ**体外受精に関しては、高額の治療費による経済的な負担を軽減するため、国や自治体から補助金が出るようになりました。**

例えば東京都の場合、治療1回につき上限15万円。初年度は3回、2年度目以降は1年度あたり2回を限度に、通算5年度、かつ合計10回まで申請することができます。合計金額に換算すると、最大150万円の補助金が出るということになります。回数の制限や所得による制限などがありますので、厚労省のホームページや各自治体に問い合わせるなどして情報を集めてみてください。私立の中には、最初から保険外診療をしているクリニックもあります。事前に調べてから受診してください。

第5章　「産みたい」なら、まずは結婚!?　（白河）

「婚活」しても結婚できない理由

齊藤先生の書かれた前章を読んで、愕然《がくぜん》とした人も多いと思います。医学的には、20代前半から34歳が妊娠適齢期です。しかしそうはいっても、今の日本人女性のライフスタイルを考えたとき、例えば20代前半で結婚だけでなく、妊娠、出産までするというのは大変なことです。授かり婚で、20代で結婚した人はまだいいのですが、まだ結婚していない人は、相手を見つけるところから始める必要があります。また、20代は大切なキャリア形成の時期でもあります。

政府の調査を見てみると、将来結婚したいと思っている未婚の男性は83％、女性は90％（２０１１年、内閣府「結婚・家族形成に関する調査」）。未婚の人たちの多くは、将来結婚したいと思っています。各種のアンケートなどを見ると、女性は平均28歳くらいで結婚したいと思っています。しかし理想とはうらはらに現実は厳しいようです。

ここで「**婚活しても結婚できない**」と言っているリカさん（仮名）の例を挙げたいと思います。彼女の場合はとても典型的な例です。

リカさんは、現在30歳。都内の女子大を卒業して、派遣で事務職をしています。年収は２００万円。実家に住んで親と同居していて、稼いだお金はほとんど自分のお小遣いとして使えます。彼女の理想は、29歳までに結婚して、子供は2人欲しいというもの。でも気がついたら結婚できないまま、30歳になってしまったそうです。

こういうケースは珍しくなく、**現在25～29歳の女性の約6割が独身です**（2010年「国勢調査」）。30～34歳までの女性をみても、3人に1人が独身なのです。

リカさんは「いい男がいない」と言って嘆いています。では、彼女にとっての「いい男の定義」は何なのか聞いてみました。すると、まずあまり年上はいやで、同年代くらいがいい。そして男らしくて頼りになる人。また、子供を産んだら今の仕事は辞めて専業主婦になりたいから、年収600万円以上稼ぐ人がいい。こういう男性がいたら「明日にでも結婚したい」そうです。

29歳までに素敵な男性と出会って結婚したい。専業主婦になって、子供は自分の手で育てたい。こういった彼女の夢は、それほど高望みではない、普通の夢と思う人も多いのではないでしょうか。でも、実は今、彼女のように考えている人が一番「結婚しづらい」のです。

まず、**年収600万円以上の独身男性の割合は、5・7%にすぎません**（2010年、明治安田生活福祉研究74号「日本の未婚者の実情と婚活による少子化対策の可能性」山田昌弘）（図表8）。「相手の年収は600万円以上」というのは取材をしているときによく聞くセリフですが、どこに根拠があるかというと、自分が仕事を辞めたときに、相手に自分と子

〈図表7〉結婚相手に望む年収

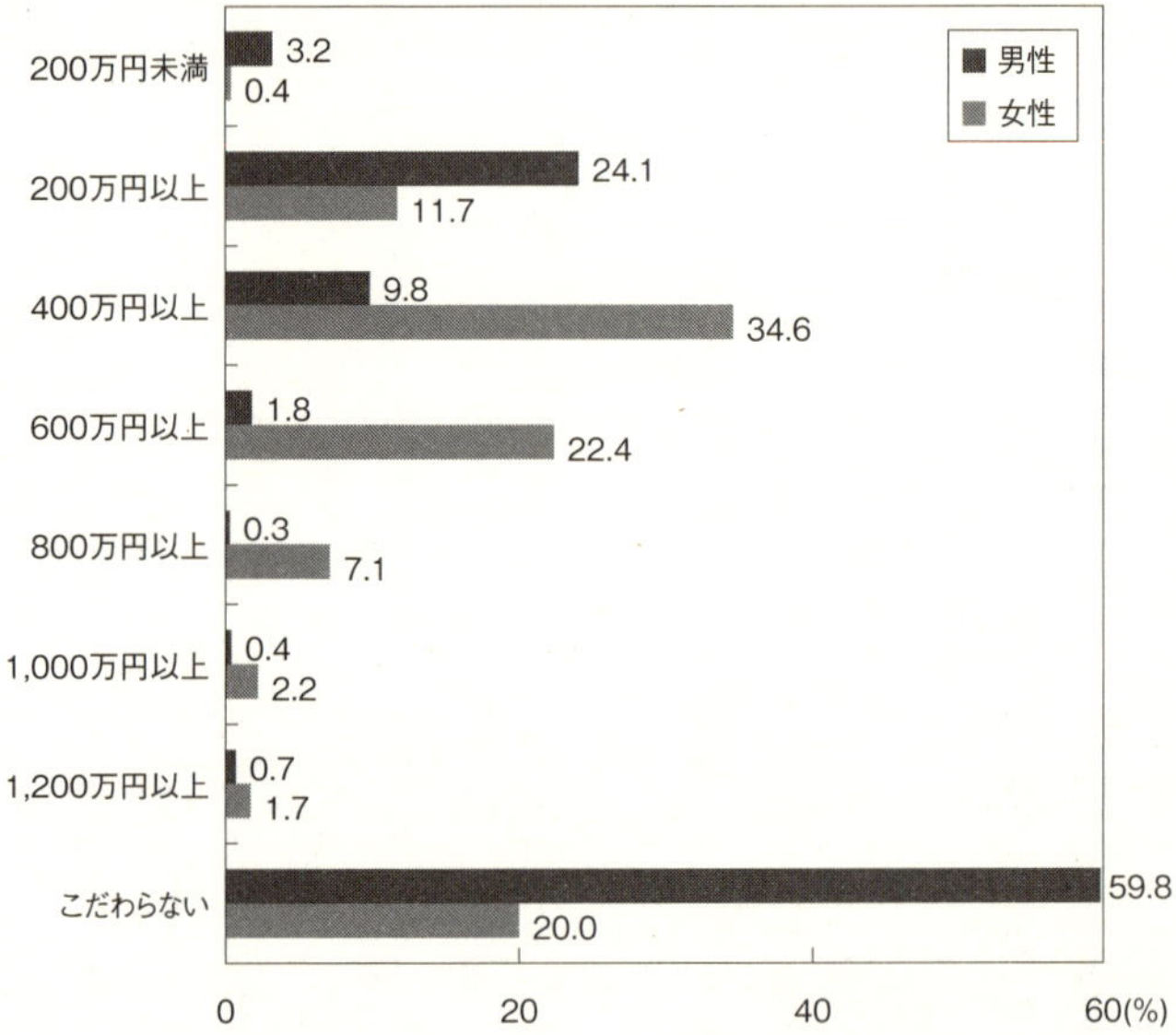

〈図表8〉独身男性の年収分布

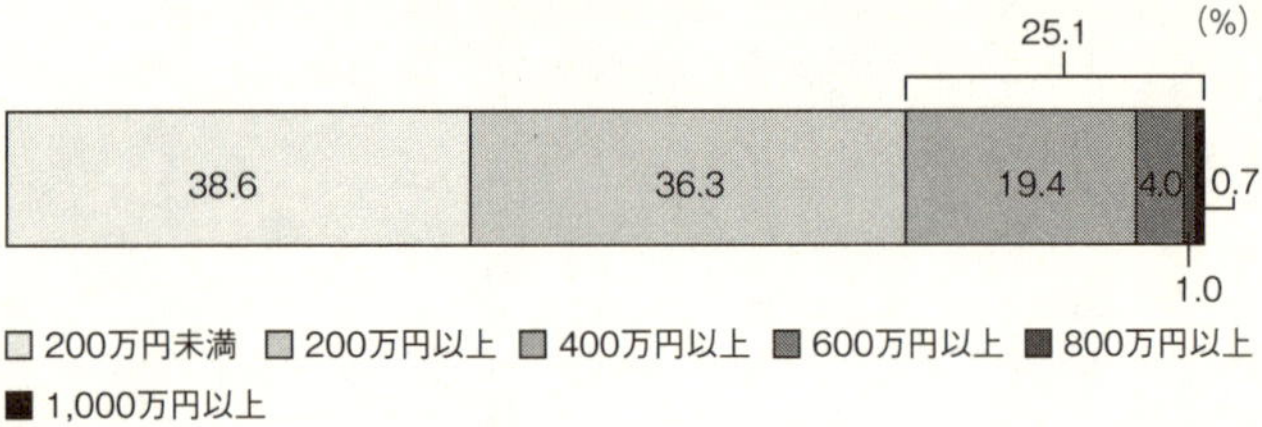

(2010年 ㈱明治安田生活福祉研究所調査)

供を養えるだけの経済力が欲しい。要するに、自分の年収×2くらいを稼いでいてほしいということのようです（図表7）。そのような男性が、100人中5人しかいないのです。みんながこの層を目指してしまうと、**100分の5という少ない席を争う椅子取りゲームになってしまい、全員が座ることはできません**。別の調査を見ると、20〜49歳の独身男性の8割以上が、年収400万円未満となっています（2009年、野村総合研究所）。ボリュームゾーンがここにあることに気づかずに相手を探しても、なかなか見つからないはずです。

さらに彼女は現在彼もいません。なぜかというと、次につき合うなら、もうその人とは結婚をしたい。だから結婚につながらない人とはつき合いたくない。また、18歳くらいで結婚して子供を産んだ友達もいるけれど、その子はすぐに旦那さんが働かなくなり、シングルマザーになってしまった。生活も苦しそうだ。そういう友人を近くで見ていて、自分は離婚をするのは絶対にいやだと思う。どんどん相手選びも慎重になってしまう。ということもあって、かれこれ3年間彼がいません。

20代で結婚して出産するのが大変な時代!?

こういう人が珍しいかというとそうではなくて、**独身男女の3人に2人が交際相手がいません**（2011年、内閣府「結婚・家族形成に関する調査」）。恋人保有率は36％で、恋人のいない人の中の4割は、過去に交際経験もありません。3年以上恋人がいないという人もざらです。ここで他の国と比較してみて何が違うかというと、パラサイトシングルが7割ということ。親元にいるのでお金にも困っていないし、寂しくないのです。恋人を作ろうと思うと、身なりを気にしたり、出会いの機会を自分で作ったりとか、いろいろと努力が必要になってきますが、そもそも努力というのは辛いものがあります。

先日、精神科医の香山リカさんと対談したとき、香山さんは「がんばらないのが一番幸福だ」とおっしゃっていました。恋人がいない人たちの中には、そういう考え方もあるのかな、とは思います。一方で、今の若い世代の幸福感は、かつてないほど高くなっています。「国民生活に関する世論調査」（2010年、内閣府）を見てみると、20代の70・5％が現在の生活に「満足している」そうです。だけど、未来は不安だらけ。今しか見なければ不安にならない。そこから一歩も出たくない。リスクなんてとりたくない。社会学者の古市憲寿《のりとし》さんが書いた『絶望の国の幸福な若者たち』（講談社）という本がありますが、まさにそのタイトルのとおりなのです。

がんばらないほうがラク。今がぬくぬくと幸せ。だから動きたくない、という気持ちもわかります。でも、リスクを避けているうちに、リスクをとらないリスクをとっている。自分の結婚に対するハードルをどんどん上げていることになるのです。こうやって自然に結婚したい、600万円以上の人と結婚したいとばかり言っていると、どんどん婚期が遅れるばかりになってしまうのです。

結婚のハードルを下げるためには？

それでは、結婚のハードルを下げるために具体的にどうすればいいのでしょうか？　私は最近、みなさんにはっきりと「働くしかない」と言っています。もう結婚だけで食べていける世の中ではないのです。**現代は、「養ってほしい」と思っている女性の数に対して、養える、もしくは養う気があるという男性の数が圧倒的に少ないのです。**婚活の限界は数の限界。若い男性の年収が下がって、養えないので現実的に無理というのもありますが、そうでなくても、結婚、出産しても相手に働いていてほしいと答える男性の数は63％に上るというデータもあります（2010年、ユーキャンとアイシェア調べ）（図表9）。高収入でも女性にはびた一文使いたくないという「OL男子」も増えています。かつてのOLのように自分の楽しみに目覚めてしまったのですね。一方女性は、一度は専業主婦になりたいと答える人が76・6％、ずっと専業主婦がいいと答えるのは28・9％です（2010年「電通『独身』意識調査」、「電通『独身』実態調査」）。このミスマッチが、婚活しても結婚できない大きな理由なのです。

〈図表9〉あなたの希望として、結婚し出産した後、
妻に専業主婦になって欲しいと思いますか？

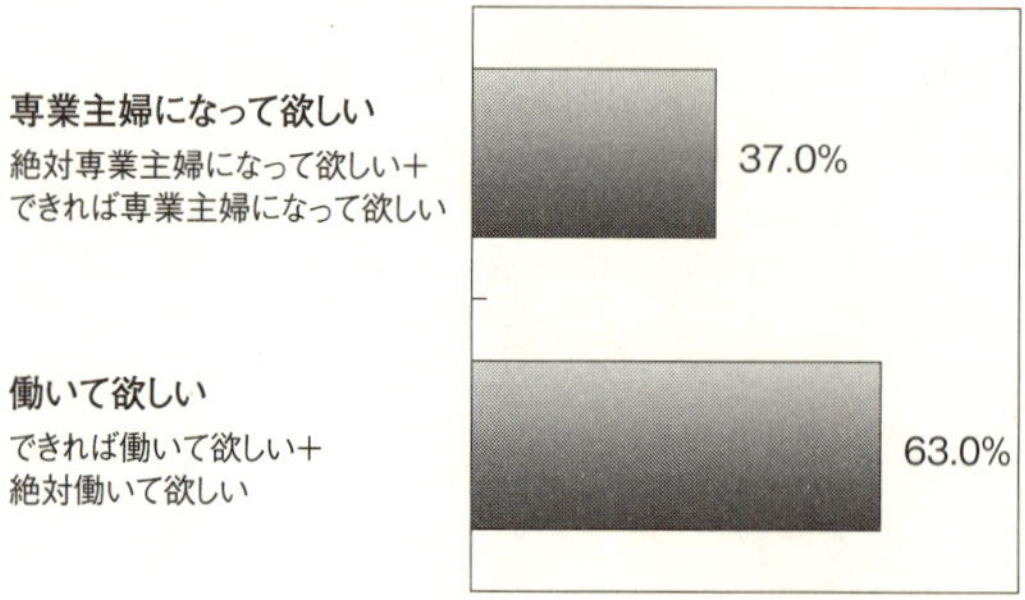

2010年8月31日　ダイヤモンド・オンライン　Zoom Up!より
ユーキャンとアイシェア調べ　未婚で有職者の男性686人

先ほど挙げたデータのとおり、独身男性の大半は年収が400万円未満です。これまでは、相手の年収が600万円の人と結婚したいと言っていましたが、そうではなくて、**理想の年収が600万円だとしたら、理想の年収－自分の年収＝相手の年収**ということにしませんか、と結婚したい女性たちに提案しています。このほうがずっと現実的です。

「単身世帯を対象にした総務省の2009年の調査によると、30歳未満の女性の可処分所得は月21万8100円と男性を2600円上回り、初めて逆転した」というニュースが注目されました。年収の低い女性は親元にいる場合が多いのでこのような結果が出るのでは、という人もいますが、このような逆転現象が初めて起こりました。これはなぜかと考えると、産業構造が

変化したことが挙げられます。男性の仕事になりやすい製造業などが景気が悪化して大きな打撃を受けていて、一方で、女性がやりやすいサービス業や介護・医療分野の需要が高くなってきている。この分野のほうが、比較的景気がいいのです。自分の年収がゼロなら600万円はほしいけれど、例えば自分が250万円稼いでいたら、相手は350万円あればいいじゃないかと。そういうふうに考えたほうが、ずっと現実的ではないでしょうか。『夫婦で600万円をめざす！ 二人で時代を生き抜くお金管理術』（花輪陽子著、ディスカヴァー・トゥエンティワン）という本もありますが、**女性も一生働いて家計を分担する時代なのです**。地方に行くと、女性の正社員の求人はぐっと少なくなります。特に大卒の女性は「営業だと男がいいと言われ、事務だと大卒じゃねえ……と言われて働く場所がない」と嘆きます。でもここで「いい仕事がない」と諦《あきら》めてしまわず、100万円でも200万円でも、細く長く自分で働き続けていくことが大事です。

もう1つの妥協点としては、年収だけでなく、年齢です。上下10歳は視野に入れて見てはどうでしょう。収入のあるアラフォーの女性は、10歳以上上下の年下婚も視野に入れてほしい。よく年下は頼りないという言葉を聞きますが、自分で夫を好きなように変えていけると思えば楽しいし、そういう手間を惜しまない女性は結婚しています。知人で会社を経営している30代の女性が、年下の彼との結婚に躊躇《ちゅうちょ》していました。彼はとても優しい人で、彼女の会社にわざわざ転職してサポートしてくれています。結婚に躊躇している理由として「年下で、頼りない。リードしてくれない」と言ったところ、女友達から「でもそれは、逆に言えば、全部自分で好きなように決められるってことなんだよ。だって、あなたはもともと、仕事だって何だって自分で決めるのが好きでしょう」と言われ、目が覚めた。それで結婚に踏み切ったそうです。

自分の収入が少なくて、相手に収入を求める女性は、逆に10歳年上を視野に入れてください。40代、50代までストライクゾーンを広げてみましょう。**年収100万円および年齢上下10歳を妥協することで、結婚に関するハードルはぐっと下がる**と考えています。

さらに、今自分が掲げている「理想の結婚相手」の条件を見なおしてみるのもいいと思います。それが自分にとって本当に必要な条件なのか？　周りに流されてなんとなく設定していないか？　など、もう一度ゆっくり考えてみてください。

3・11の震災以降に出会った何人もの女性が「震災後、結婚観が変わった」「男の人を見る目が変わった」と話していました。彼女たちが口を揃えて言うのは「年収や社会的地位よりも、生活力のほうが大事になった」ということ。漁師さんのところに嫁《とつ》いだある女性は、夫を「無人島に漂流してもなんとかしてくれそうな人」と表現していました。また福島に暮らしていたある女性は、ボーイフレンドが震災後に仕事（農業）を辞めて福島から北海道に移住してしまった。「ピザ屋をやる」と言うので見に行ったところ、すでに自分でピザ用の石窯《いしがま》を手作りして、すぐに開業したそうです。「その行動力がいいなと思って」と、その彼とつき合うことになったと彼女は嬉しそうに教えてくれました。

計画性の高い彼女のケース

もう1つ例を挙げましょう。

この女性は今年29歳で、子供が1人います。正社員として働きながら次の子作りも計画中です。彼女はずっと、子供は最低2人、がんばれそうなら3人欲しいと思っていました。なぜかというと、彼女の両親はどちらも3人兄弟で、彼らが困ったときにいつも支え合ってきたのを見て育ったから、自分の子供たちもそうなってほしい。**子供はできれば3人、そう考えて逆算すると、25歳くらいまでには結婚して、30歳くらいまでには1人か2人産んでおきたいと思っていました。**彼女は「子供の頃から、夏休みの宿題を早めに終わらせるタイプ」で、もともと計画的な性格だといいます。結局、26歳になる直前の25歳で結婚しました。結婚したときは、周囲から「すごく早いね」とよく言われました。

でもそこまで順調だったかというとそうではなくて、前の彼とは5年間つき合ったのに23歳で別れてしまいました。別れた直後は「これは大変」と思い、ずいぶん焦りました。次につき合う人とは絶対に結婚しなくちゃと思い、「〝結婚する気のない人は近づかないで〟オーラを出していた」そうです。次に出会った彼は、フリーランスで年収は決して高くないけれど、お金に関しては堅実なタイプでした。彼女自身は正社員で、収入が安定していたので問題ありません。また、彼は母子家庭で育っており、家事全般も上手にこなせました。「クックドゥを使わないで麻婆豆腐が作れるのは、大きなポイントだった」と言っています。つき合って3ヵ月くらいで、2人の会話に「結婚」という言葉もちらほら出てきたので、半年で「自分から押して」結婚にこぎつけたそうです。会う時間をたくさん作るために、彼の家から歩いて5分のところに引っ越すなど、努力を惜しみませんでした。「**結婚も出産もリミットがないのは男性だから、その場合女性が押さないといけない**」と言っています。

出産に関しても早めにとは思っていました。でも結婚と前後して転職していたので、3年くらいはしっかり「信用の蓄積」をしたかった。その間、結婚して半年で彼の実家の近くに引っ越すなど、産んでからの準備をできる範囲で着々としています。転職して3年が経った頃、それまで誰も産んでいなかった職場に、すでに子供のいる女性が異動してきました。彼女はテキパキ働いて、夕方にさっと帰宅するスタイル。それを見て「自分も産んでもいいんだ」と勇気づけられたそうです。

そこで、いよいよ「子供を産みたい」と夫に相談すると、今度は夫が「今の仕事の区切りがついたら」「子育てに時間がすごく取られると仕事に支障が出る」など、煮え切りません。そこも彼女は「親が手伝ってくれるから大丈夫だよ」など、彼の不安要素を現実的にひとつひとつ解消し、説得していきます。

ようやく彼の了承も得て子作りに突入したのに、今度はなかなか妊娠しない。そこですぐに産婦人科に相談に行きました。「着床はしていませんが、ちゃんと受精はしていますので、もう少し様子を見ましょう」と励まされ、基礎体温をつけ、週に2回セックスを続けます。その結果、ようやく妊娠。子作りスタートから1年半が経っていました。「**妊娠は若ければすぐにできるものだと思っていたけれど、そうではなかった**」と言っています。

大変計画性のある彼女の例でしたが、この話にはいくつかポイントがあります。

ひとつは、彼女がある程度収入のある正社員だということ。自分がきちんと稼いでいるから、彼がフリーランスで収入は不安定でも結婚できた。そうでなければ「結婚相手としては考えていなかったと思う」と言っています。そして結婚に向けて自分から意志を持って相手をリードできた。それから婦人科に相談に行くなど、妊娠、出産に関しての知識をきちんと持っていた。また、相手の実家の近くに引っ越すなど、仕事との両立を現実的にする行動力もあった。さらにもうひとつのポイントは、産みやすい職場環境になったこと。これは、彼女の仕事場に働くママが異動してきて雰囲気がガラリと変わったので、彼女にとってはラッキーな偶然でした。今挙げただけでも5つの条件が揃って、彼女は理想の結婚、出産ができた。これだけの条件を揃えることは大変なことですよね。彼女はこれを、ある程度意志の力でやってきたのです。

上手に早婚、早産する若い世代

近頃彼女のような女性に、他にも何人も出会っています。かつてのアラフォー世代の女性たちは、やりたい仕事があるほど晩婚、晩産傾向でしたが、最近はやりたい仕事がある人ほど、上手にライフプランを立てて早婚、早産する傾向にあるようです。2011年に、都内の中堅女子大で500名の学生に調査したところ、**仕事を続けたい人もそうでない人も、同じように早婚・早産を希望するという結果が出ました。**

「やりたい仕事」といっても、かつてのようにバリキャリで、職場で出世したいというよりも、好きな仕事を続けながら稼いでいきたい。この彼女も、これだけいろいろ考えていながら、会社での出世欲はゼロでした。ビッグになるとかそういうことには何も興味はない。会社の中で先輩たちの昇進を見ていると男女差は歴然としてあって、女性はあくまでも不利。仕事は好きで、現場でいいものを作ることには興味はあるので仕事を続けていくことは必須だけれど、出世まで考えてガツガツやっていこうとは思っていないそうです。

そして、こうした女性の特徴としては、**結婚相手には、妻の仕事や子育ての協力に理解のある優しい男性を選んでいます**。若いうちから将来を考えて意識的に動いている人は、養ってくれる相手ではなく、仕事と子育てを見据えた上でパートナーを結婚相手に選んでいるのです。

理解のある優しい男性というのは、何も働く女性の夫だけにふさわしいというのではありません。子育てのパートナーとして考えれば、専業主婦にとっても理解ある優しい夫は必要です。そして、そういう優しい男性たちは、恋愛や結婚に対して受け身な人が多いので、「狩りに行く」と言うと批判されてしまうかもしれませんが、やはり女性が主導になって結婚に向かっていかないと何ごとも動きません。

仕事と子育てを見据えてパートナーを見つけることがなかなか難しいというのは、日本だけではないようです。少子化を克服し、2・0以上の出生率を回復したフランスで、結婚や子育てに関して女性たちに取材をしたことがありますので、いくつか例を挙げたいと思います。彼女たちによると「恋愛相手を見つけるのは簡単でも、一緒に子育てしようと思えるパートナーにはなかなか巡り合えない」そうです。恋愛大国のフランスといえども、子供を作って家族になれる男性を見つけるのは難しいようです。

恋愛大国フランスの妊活

パリで教師をしている35歳のジュリーは２００２年に建築関係の仕事に就いている男性と友達のパーティで出会い、２００５年に同棲し、２００６年に１人目を出産しています。２００７年にパクス（ＰＡＣＳ）の届け出をしました。パクスとは、１９９９年にできた、結婚と事実婚の間のような制度。「パクスは２人で税金を申告するので、課税、社会保険、相続などカップルとしてのメリットを受けることができる」そうです。ＩＮＳＥＥ（フランス統計経済研究所）によると、施行10年でパクスは70万件を超えました。２００８年はパクス２件に対して婚姻４件の割合。２００９年にはパクス２件に対して婚姻３件の割合になっています。パクスを利用するカップルは「婚姻の厳格さは避けたいけれども、法的なバックアップも欲しい」と話しています。パクスのメリットは離婚が簡単なことです。施行６年後の異性間パスクの解消率は18・９％で、離婚率の18・２％とほぼ同じなので、フランスではほとんど結婚に代わる制度になりつつあるのでしょう。

２００６年に**フランスで生まれる子供は婚外子が50％以上に達しましたが**、「父親のいない子供がたくさんいる」というのは誤解です。同棲やパクスなど、結婚外のカップルの形をとる人が増えただけ。誕生と同時に父親に認知され、一緒に暮らしている場合も多く、父親の認知のない子供は3％程度ということです。

　でも、どうせなら結婚してもいいのでは？　と思う人もいるでしょう。パクスの延長上に結婚はあるのでしょうか？

　セリーヌ（36歳）とセバスチャン（37歳）はパリ9区のステキなアパルトマンに暮らす夫婦。5歳と3歳の子供がいます、出会ったのは21年前。

「僕らは高校の同級生で、通学の電車の中で出会ったんだ。半年後にはつき合いだして、18歳でプロポーズしたよ」とセバスチャン。大学3年から同棲し、2002年にパクスの届けを出し、2005年に第1子を妊娠中に結婚の決意をしました。なぜこんなに結婚までに時間がかかったのかについて尋ねると、

「私のほうに、結婚制度に疑問があったんです。彼は辛抱づよかったの」とセリーヌ。セリーヌは大手企業の管理職でキャリアウーマン。正直、結婚や子供は重荷と思う時期もあったそうです。

「私にとっては結婚は家族手帳のイメージ。結婚すると市役所で家族手帳をもらって家族が増えるたびに記録していくの。だから子供ができることをきっかけにパクスから結婚にしようと思いました」

　結婚は教会ではなく、市役所で、友人に祝ってもらいました。パクスのときは届けを出し

ただけなので、ここで社会的にお披露目をしたことになります。

結婚の決め手は彼が「子育てを分かち合ってくれる男性だから」。今も「マイホームパパ」として評判だといいます。セバスチャンはフリーの演劇関連の仕事。リベラルな仲間うちでは「結婚しているのは僕だけ。まるで珍獣扱いだよ」と言っています。

出会ってから長くつき合い、同棲し、パクスの届けを出し、子供ができて、その後結婚したい人はする……それがフランスの一般的なカップルなのです。つまり「長い婚活」を経て、十分相手を見極めて、正式なカップルになる。まず、目指すべきは「好きな相手を見つけて一緒に住むこと」で日本のように一足飛びに結婚ではありません。『なぜフランスでは子どもが増えるのか』（中島さおり著、講談社）によると、「**成人の10人に7人がカップルで暮らしている**」といいます。日本の同棲経験率は男性5・5％、女性5・8％です（2010年、国立社会保障・人口問題研究所「出生動向基本調査」）。

しかし簡単にカップルが解消できるということは、別れも多い。第2子ができたところで籍を入れるか別れるか決める人が多い。フランスでは「一度失敗したら最後」とは誰も思っていないようです。

カフェのオーナー、ジャン（40歳）とベルジニー（医療事務、40歳）は、男の子2人を持つ4人家族。しかし、ジャンのことをテオ（3歳）はパパと呼び、アルベール（14歳）はジャンと呼びます。アルベールはベルジニーの最初の結婚での子供で、テオは２人の子供……一家は複合家族なのです。

「一緒に暮らしているけれど、アルベールのパパは別にいる。僕は友達でもないし、パパでもないけれど、家族だよ。ベルジニーも僕にアルベールを養ってほしいと思っていない」

高校・大学の同級生で、昔からの仲良しグループだった２人。彼女は26歳で結婚しましたが、離婚してパリに出てきた。パリで再会してすぐに、

「昔からずっとあなたが好きだったの。一緒に住んでほしい」

とベルジニーからプロポーズ。２人は２００４年から同棲し3年後にテオが生まれましたが、２人の関係は同棲のまま。

「結婚はいつかすると思うよ。でもテオが大人になってから60歳ぐらいかもね」

とジャンは言います。

「結婚すると、お互いに努力しなくなるから、結婚はしなくてもいいわ」

というのが離婚経験者のベルジニーの言い分です。

ベルジニーのように、ずっと好きだった人とセカンドチャンスで結ばれる幸福もある。一**度失敗しても最後ではない**。フランスはカップルがくっついて、離れて、またくっついて、そして子供が増えていくのです。新しいパートナーができたら、またその人の子供を産みた

いと自然に思うのだそうです。

同棲、パクス、結婚、複合家族……それぞれのカップルの形で子供を持ち、育てるフランスの男女。手厚い子育て支援で有名ですが、その手当をそっくり真似してもってきても日本では、そう子供は増えないだろうと思います。なぜなら、女性の働く覚悟と、恋愛体温が日本とは違いすぎるから。もっと日本の恋愛体温が上がれば、「結婚」の形をもっと自由にすることで、少しハードルが越えやすくなるかもしれません。

フランスも最初からこういう形だったわけではありません。キリスト教国であるフランスは離婚が難しく、別れるときの不便さから結婚する人が減ってしまいました。1985年から95年の10年間に婚姻数は30％も減少しています。そのかわり、結婚以外の形で子供を持つカップルが増え、婚外子率は2・5倍となりました。1972年に、婚外子への法律上の不平等がなくなったことも大きいそうです（『産める国フランスの子育て事情』牧陽子著、明石書店）。

着目する点は**フランスのカップルたちは、長くつき合って、結局自分と同じような人と「同類婚」していること**。同郷、同級生の縁は強い。私が取材した日本の婚活成功例からいっても、人間まったく共通項のない人と結婚することは難しいようです。過去縁や自分の知り合いのネットワークから出てくる縁が強いのです。

フランスでは親が意識的に将来の結婚相手を選ぶグループを作る「ラリー」という上流階級だけの婚活があると、フランスの貴族と結婚している日本女性が教えてくれました。女の子は10歳、男の子は12歳ぐらいから、同じネットワークの中でリストを作り、子供同士を月1回ペースで遊ばせる。スポーツイベント、音楽やダンス・レッスンに参加させ、そのグループの中、つまり親公認の釣り合いのいい家柄の中で自然に交際し、将来の伴侶を選ぶように仕向ける……長期の親主導の婚活グループですね。今も上流階級のみで行われていますが、それでなくても、中学・高校時代からの長いつき合いの中から生まれるカップルも多いようです。在仏エッセイストの中島さおりさんによれば、**自然に男女が混じり合い、なんとなく色っぽい雰囲気になる……それを「ミクシテ（混合社会）」と呼ぶそうです。**

遠いフランスの話で関係ないわと思われるかもしれませんが、参考になるのは、若い頃から、「人生のパートナー」を探そう、2人で充実した人生を生きようという姿勢がしっかりとあることでしょう。

30歳になったら慌てて婚活しようというのではないのですね。生きていくうちに自然に男女が寄り添える。その根底には「仕事でも女としても人生の喜びを味わいつくしたい」という気持ちがあるから。私の出版記念イベントで、月9ドラマ「私が恋愛できない理由」のプロデューサーをお招きし、「恋愛がめんどうくさい」という最近の20代30代の傾向をお話ししてもらいました。会場中、「わかるわかる」という雰囲気になったとき、知り合いのフランス女性の大学教授が、流暢《りゅうちょう》な日本語で「恋愛がめんどうなんて、信じられない。愛することは人生の喜びでしょう」と発言して、みなハッとしました。

そして、カップルの形の自由を下支えするのは、当たり前のように女性も働くという意識です。欧米では日本や韓国のように「妻が家計を握る」というシステムはありません。男性が養ってくれるわけではないので、女性も働き続けるのが当然。フランスも専業主婦の時代が長かったのですが、中流男性の収入減と女性の社会進出が同時に起こり、共働きに移行しました。取材したカップルのうち2組が女性のほうの年収が高かったのも印象的です。フランスのカップルはともに自分の口座を持ち、家計のための夫婦共通口座を持つのが普通なのだそうです。**6歳以下の子供を持つ女性たちの7割以上（うち正社員が5割弱）が働いていて、先進国の中でも多いほうです。**日本は正社員2割、パート2割強というところです。

それが可能なのは、フランスは子育てと仕事の両立のための制度がしっかりしていること。まず子供を預ける方法にもバラエティに富んだ選択肢がある。預ける費用も補塡《ほてん》されます。

でも、別れることが簡単なシステムだと、子供を持つリスクが大きいのでは……それも大丈夫です。シングルマザーになっても安心できます。子育てと両立して仕事もできるし、支援も厚い。例えば、**シングルマザーでも、4人子供がいれば、働かなくても食べていけるぐらいです**（『フランスの子育てが、日本よりも10倍楽な理由』横田増生著、洋泉社）。親業で生きることも可能なのですね。

パリのシングルマザーの女性にも話を聞いたことがあります。彼女は舞台女優で、仕事のないときはウエイトレスです。収入は低いけれど、子供が3歳まで月額8万円の補助を受けていました。家賃の補助もあります。また、フランスでは別居していても「共同親権」なので、父親は父親で責任を果たす義務と権利があり、父親も仕送りをし、子供と面会しています。中には1週間や1ヵ月交代で双方の家で暮らす子供も。大学までの学費はタダです。私がフランスで会ったシングルマザーの娘はジャーナリストになりたいと言っており、彼女自身も決して裕福ではないけれど幸せだと言っていました。

シングルマザーという選択

日本には、まだシングルマザーに対して手厚い制度があるとはいえません。結婚と出産はセットという考え方は今も根付いています。実際、日本では婚外子は2％にすぎません。でも、もし納得のいく相手に出会えなかった場合、結婚だけでなく、子供を持つことも諦めなければいけないのでしょうか。

ここで、日本でシングルで産むことを選んだ女性の例を1つ挙げたいと思います。彼女は25歳で、当時3ヵ月つき合っていた彼と「できちゃった」のですが、結婚せずに、シングルマザーになりました。妊娠がわかったときは嬉しくて、彼も、互いの両親も喜んでくれて、結婚しようということになりました。でもしばらくして、彼が嘘をついていたことが発覚します。安定した仕事で高収入と言っていたのに、実は彼女に黙って会社を辞めていたり、高額な家賃を払っていると言っていたのが嘘で、家族の家だったとか。要するに、自分を大きく見せるために小さな嘘をたくさんつくタイプの男性だったのです。それがわかったとき、彼と結婚して、ずっと一緒に暮らしていくというイメージがどうしてもわかなかった。考えた末、結婚はしないで1人で産む決断をしました。当然、彼も彼の両親もびっくりしましたが、仕事やお金に関する重要なことについて嘘をつかれていたことで、信頼関係が崩れてしまったと説明しました。結局相手側と調停になってしまったのですが、彼は2回目以降の調停に来なくなってしまった。結局、その彼からは現在一銭ももらっていないといいます。

でも彼女は正社員で、自分の両親がまだ元気で、仕事も安定しています。だから、相手に頼らなくても、自分で育てていけるという自信があった。職場の同僚たちも「よく決断した」と背中を押してくれたり励ましたりしてくれ、それも心強かったそうです。現在は自分の両親と協力しながら仕事と育児を両立していて、人生がとても楽しい。**夫がやってくれる**

だろうという期待や、裏切られるという心配もともとないからラクといいます。ただ、自分に何かあったときのことを考えると心配なので、保険は多少高額になっても、できる限り手厚いものを選んで入っているそうです。以前はベンチャー企業で自分を試してみたいという夢もありましたが、子供のことを考えると、安定した企業で地位を固めていきたいと考えています。

また、ご近所に小さい子供を抱えて離婚をしたママがいて、その女性とは何かと助け合っており、「何かあったらお互いの子供を引き取ろうね」と話しているそうです。彼女の「彼が自分のことを愛してくれていたという確信はあったけれど、言葉に実行が伴わなかった。今から思えば、子供と出会うための出来事だったんだと思います」という言葉が印象的でした。シングルマザーをすすめているわけではありませんが、決断を迫られたときのために、こうして乗り越えた人がいるという事例を知っておいてほしいのです。

子育てのパートナーは「お母さん」!

以前、ある20代女性にこんな話を聞きました。彼女は今の彼の子供を産みたいのですが、彼は父親には向いていないとも思っている。若いうちに産んで、自分のお母さんがまだ若いので、お母さんをパートナーにして子育てしたいと言っていました。これは目からウロコの出産観でした。遺伝子を欲しい男の人が子育てパートナーにふさわしいとは限らない。もちろんこの場合、自分の親が若くて元気、つまり、自分も若いというのが前提になります。女系社会の未来をふと想像してしまいました。

一方、アラフォーの独身女性たちからも「結婚はしていないけれど、子供は産みたい」という相談をよく受けます。ある39歳の女性は、あらゆる精子バンクのサイトを調べている。彼女は見た目もきれいで高学歴で仕事もできる。同じレベルの相手を探しても、なかなか相手が見つからないようです。外資系企業に勤めていて語学も堪能なので、海外のサイトや論文もどんどん読んで、情報を集めています。日本でも検索すると精子バンクは出てきますが、彼女の場合は理想の父親まで決めていました。アジア系もイタリア系の黒目黒髪もいます。ただ、海外に行って人工授精しなければいけない。女性は月に1度しかチャンスがないから、まとめて休みを取って海外に滞在するのはハードルが高い。でも、婚活で時間を費やすよりも、いざとなったらアメリカに行って体外受精をしたいと考えているそうです。

別の40代の女性から聞いたところによると、日本にもセックスを介さない精子提供のボランティアというのもあるそうです。

ただ、落とし穴もあります。3年前、30代後半の独身女性は、ある男性の協力のもと、独身で子作りをしようと不妊治療で有名な病院を訪れました。しかし先生のひとことは「戸籍を持ってきて」というもの。彼女はその話をしながら、泣き崩れていました。今は事実婚の人の不妊治療も認められているそうですが、シングルの不妊治療の道はなかなか厳しいものです。

こういう考えの人がいるというと驚く人もいるかもしれませんが、1人で産むという決断をする人がいて、自分の責任で子育てをするなら問題ないとは思います。結婚しないで子供だけ欲しいという言葉はよく聞きますが、男性並みに稼ぐキャリアウーマンも増えているので、その覚悟があれば、可能性は閉ざされてはいません。

日本の場合は離婚したシングルマザーがほとんどですが、シングルマザーへの手当は渋谷区の場合子ども手当が1万円で、年収192万円以下の場合、児童手当が4万円でした。また、シングルマザーは貧困に陥りやすい傾向があります。一度正社員を辞めていると、次に仕事を見つける際に、「子供が病気の時はどうするの?」と言われてしまい、なかなか仕事に就くことができません。母子世帯の平均年収は213万円で69・3%の母親が就業しており、このうち「臨時・パート」が48・9%と最も多い。2007年の「**ひとり親家庭」の貧困率は54・3%で、なんとOECD加盟国の中で最下位です**。こんな現状を見たら、シングルマザーを希望しない人が多いこともよくわかります。でも産みたいと思っても結婚出来ないから中絶してしまうのは、あまりにももったいない。特に高齢になっていたらなおさらです。40歳で子供ができて、でも彼が結婚してくれない場合、諦めてしまうのはとても辛いことです。

実は日本の中絶率は意外と高いのです。人工妊娠中絶率は、２００９年度で22万３０００件です（厚生労働省「衛生行政報告書」）。中絶の数が減れば、日本の少子化は食い止められるという人すらいます。でもそれには、さまざまな子供の持ち方に寛容な社会でなくてはいけません。もっとシングルマザーにも優しい社会になるように、制度が変わる必要があります。制度が変わらないなら、私たち女性こそが自分のために応援していきたいものです。ＮＰＯフローレンスは「ひとり親家庭」を月々１０５０円から支援する仕組みを作っていて、私も入会しました。**ひとり親になっても怖くないんだと思えれば、結婚や妊娠へのハードルは低くなる。**ひとり親が安心して生きられる社会は、すべての人にとっても生きやすい社会です。

今は、結婚制度では子供を産むことに限界が来ているのかもしれません。どんな形で授かった子供でも差別なく安心して育てられるように、いろんな形で社会が子供たちに温かくならなければいけないのではと思っています。本当に子供が欲しいと思ったら、どんな選択でもできる自由があっていいし、どんな形であれ子供を持った人を応援する社会であってほしいと思います。

第6章　妊活時代の妊娠力とは（齊藤）

妊娠率はこうしてアップできる

前の章で、好条件が揃っていても妊娠できるのは1周期で10人中4人だと言いました。意外と低いんだな、と思った方も多いでしょう。人間は、他の動物に比べると、妊娠しにくい動物なのかもしれません。それでも、タイミングを計ってセックスをすることを繰り返せば、妊娠する確率は2年間で60〜70％まで上げることが可能です。妊娠率は、精子と卵子が出会うタイミングに大きく左右されます。それは、精子にも卵子にも寿命があるからです。精子と卵子の出会うタイミングが少しでもずれると、妊娠する可能性は大きく低下していきます。

精子の場合、その寿命は射精後およそ2日間といわれています。場合によっては、5日間ほど生きることもあります。一方、卵子の寿命は精子よりもさらに短く、排卵後から8時間程度です。この両者の寿命を考慮すると、妊娠する可能性が高まるのは、排卵前の2日間と排卵日当日ということになります。つまり、排卵日の3日以上前にセックスすると、排卵日までに精子が老化して受精しにくくなり、排卵後は8時間以上経ってからセックスすると、今度は卵子が老化して受精しにくくなる、ということなのです。

ちなみに、受精能力が減弱した精子や卵子でもまれに受精することはあります。中には排卵日の1週間前にセックスして妊娠したという話も聞いたことがあります。しかし、そういう受精卵は、運良く着床にこぎつけても発育できず、流産してしまう確率が高いのです。つまり妊娠したいカップルは、この1ヵ月のうちの3日間をいかに上手に活かすかが鍵になってきます。**排卵日を予測したら、その2日前から基礎体温が上昇を始めるまで1日おきのペースでセックスするというのが、妊娠率を高める最も確実な方法です。**

正しい情報を持った人が妊娠できる時代

では、排卵のタイミングはどうやって知ることができるのでしょう。排卵は女性の体内で起こっており、当然ながら肉眼では確認できません。目に見えない排卵が起きるタイミングを知るには、基礎体温グラフが重要な役割を果たしてくれます。

基礎体温とは安静時の体温のことで、女性のカラダのサイクルを知るための重要な指標です。計測方法はいたってシンプルで、朝起きたときの体温を測るだけ。

基礎体温グラフをしばらくつけていくと、体温の低い期間と高い期間があることがわかるはずです（図表10）。低温期はだいたい月経の開始とともにおよそ12〜18日程度続きます。さらにこの間、脳の下垂体からは卵胞刺激ホルモンが分泌され、卵巣で卵胞が育ち始めます。さらに下垂体から大量に分泌される黄体形成ホルモンに促され、成熟した卵子が卵胞から飛び出す＝排卵します。このとき基礎体温は最も下がるといわれています。

排卵後、卵胞は黄色く変化（黄体化）して黄体ホルモンを分泌します。そして、着床に備えてさらに子宮の内膜を着床しやすい状態にするよう指示を出します。一方、体温は黄体化と呼応するように上昇しはじめ、高温期へ入ります。高温期は12〜16日程度続くのが望ましいといわれています。その後妊娠しなければ、月経が始まって体温も下降していきます。

基礎体温を何周期か継続して測ってみると「きちんと排卵があるかどうか」や「いつ排卵するのか」といった、自分なりのサイクルがある程度予測できます。また、高温期の長さがわかれば、次の生理開始予定日や黄体形成ホルモンがちゃんと機能しているかの判定が可能になります。

通常、排卵は低温期の最後、最も体温が低下する日に起こります。つまり、その日に合わせてセックスをすれば妊娠の確率はかなり高まるというわけです。ただし、排卵周期の中で一番体温が低くなる日というのは、数日経って高温期に入ってみないとはっきり確認することはできませんよね。**基礎体温から排卵日を予測するには、何周期か継続して記録し、自分の低温期の平均日数を把握することが大切です。**

もし「そんなに待てない」という人や、月経周期が不規則で排卵日の予測が難しい人は、薬局で市販されている排卵チェッカーというものもあります。排卵の前というのは、脳の下

〈図表10〉月経周期中の卵巣・子宮内膜・頸管粘液の変化

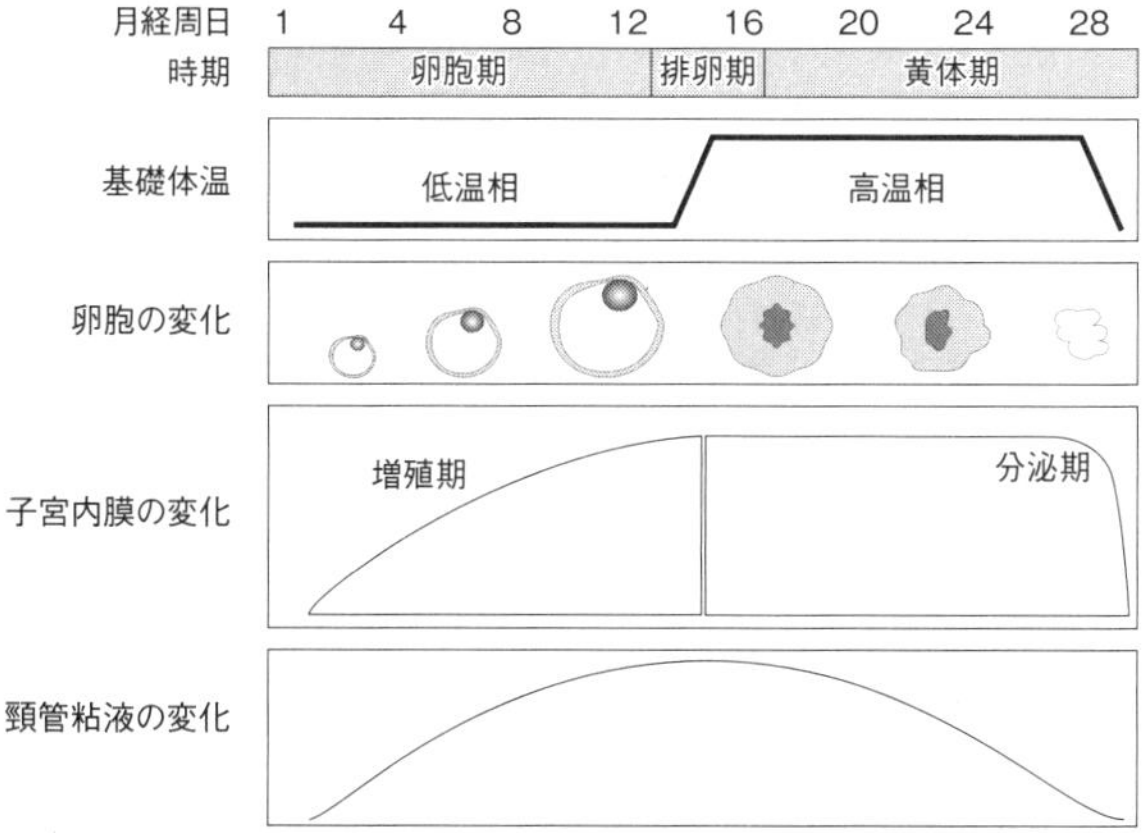

（苛原稔 編『インフォームドコンセントのための図説シリーズ　不妊症・不育症　改訂版』医薬ジャーナル社）

垂体から黄体形成ホルモンが大量に分泌される〝LHサージ〟という現象が起こります。この24〜36時間後に卵子は排出されるといわれています。排卵チェッカーは、この黄体形成ホルモンの尿中のピーク値から排卵日を予測する検査薬なのです。注意したいのは、尿中のホルモン量は血中値に比べて不安定だったり、もとのホルモン量に個人差があるため、その精度には疑問もあります。ただ、基礎体温と併用することで一定の効果は期待できるでしょう。

さらに、排卵前後に現れるさまざまな症状にも注目してください。例えば、おりものの変化。排卵日が近くなるとおりものは量が増し、粘り気が強くなって卵白状になります。人によっては、排卵痛やわずかな出血が見られることもあります。

生理でわかるあなたの「妊娠力」

また、生理もさまざまなことを教えてくれます。生理は女性の自然なサイクルのひとつであり、病気ではありませんが、人によっては痛みを伴うこともあります。腰のあたりが何となく重く感じる人、下腹部が疼《うず》く人、寝込んでしまうほどお腹が痛む人など、症状はさまざまです。

生理が起こると、子宮内膜からはプロスタグランジンというホルモンが分泌されます。このホルモンには、はがれ落ちた内膜を子宮の外へ押し出すべく子宮を収縮させる作用があります。そのため、このホルモンの分泌が体質的に多い人は、子宮の動きが活発になって痛みが起きやすくなるといわれています。

また、子宮頸管や子宮口が狭いと、月経血を押し出す圧力によって痛みが増す場合もあるようです。ただ、こうした生理痛は、いずれの場合ももともとの体質的な要因が大きいため、それほど心配する必要はありません。

一方で、**生理痛には心配な病気が隠れている場合もあります**。例えば、子宮内膜症です。これは子宮内膜の組織が卵管や卵巣、腹膜など子宮以外で増殖と剥離を繰り返す病気です。生理のたびに寝込むほどの腹痛があったり、年々生理痛がひどくなるという場合は子宮内膜症の可能性が高いといえます。

また、痛みのほかに月経血量が増えたり、月経血の中にレバー状の固まりが混じったりする場合には子宮筋腫が疑われます。これは子宮の内外にできる良性の腫瘍のことで、30代の女性なら4人に1人が子宮筋腫に罹患《りかん》しているともいわれるポピュラーな病気です。

いずれも命にかかわる病気ではありません。しかし、問題なのは、どちらも不妊の原因になりうるということです。子宮内膜症は卵管の癒着を引き起こすほか、卵巣内にできると、卵子の形成にも悪影響を与えます。子宮筋腫も、できる部位によっては受精卵の着床が妨げられる場合があり、注意が必要です。

生理の周期からわかること

また、たとえ痛みはなくても、**生理の周期に乱れがある場合、ホルモン分泌機能不全が潜んでいる場合があります**。生理の周期は、多少の個人差はあるものの、卵胞を育てて排卵するまでの低温期が12〜18日程度、排卵から着床に備える高温期が12〜16日程度、トータルでおよそ25〜38日間というのが一般的といわれています。

もし、生理の周期が24日以内と短い場合は、ホルモン分泌に異常が起きて、排卵が行われていないのに生理が来る「無排卵月経」の可能性があります。無排卵月経の場合、基礎体温は高温期のない低温期のみのグラフになります。

一方、周期が長過ぎる場合はどうでしょう？　生理が長期間来ないということは、卵巣の機能が低下しているということです。排卵がストップして、最悪の場合は生理そのものが来なくなる「無月経」になってしまうケースもあります。

また、基礎体温グラフで高温期が12日未満だったり、低温期と高温期の差が0・3度未満だったりする場合は、黄体機能不全の可能性があります。黄体機能が低下すると子宮内膜の着床準備ができず、受精卵が着床しにくくなったりします。

低温期が20日以上続く場合も注意が必要です。低温期が長いのは卵胞の成熟に時間がかかりすぎている証拠で、やはりホルモンに何らかの異常があることが考えられます。

いずれのケースも、不妊リスクを高める要因になりますので、専門医に相談することをおすすめします。たとえこのような症状があっても、排卵誘発剤やホルモン剤の服用など適切な治療を行えば、妊娠、出産には問題ありません。

これほど医療が発達していても、やはり妊娠は自分の努力やお金、科学の力だけではコントロールできるものではありません。卵子を若返らせることも、今の技術ではできません。だからこそ、治療が必要なところは治療し、いつか産むときのために備えること、いざ妊娠したいときに自分が妊娠しやすい日を正しく知っておくことが重要なのではないかと思っています。

第7章　共働きカップルの妊活（白河）

仕事と妊娠、出産、子育てのバランスは？

第5章では、子供を産みたいけれど、まずは結婚相手を見つけるのが先という人たちの話をしました。一方で、すでに結婚していて、子供は欲しいのに子作りしない、あるいは先のばしにしている。そのような人たちにとっては、何がハードルになっているのでしょう。

ある30代後半の女性と話したところ、自分は結婚もしているし仕事もあるけれど、いざ産もうと思ったらいくつも課題があると言っていました。今の職場で自分の仕事のペースを変えることができるのか、育児となれば夫の協力は不可欠だけど、夫の仕事のペースはどうなのか。育児に協力してくれるのか。あと、実は最近、夫婦で頻繁にセックスする習慣がないから、それについても夫婦で話し合わなければいけない。自分を取り巻く環境を変える努力をしないまま、いつか子供が欲しいと思いつつ、なんとなく今まで来てしまったと言います。そういうパターンの夫婦は実は多いのではないでしょうか。

共働きカップルの妊活には①自分の仕事やカラダの状態　②パートナーの協力　③職場など周りの環境　④お金の問題など、さまざまなハードルがあります。でもできることから、ひとつずつ解決していくと、いつかパーッと霧が晴れるように道がひらけることもあります。

女性がキャリアダウンを選ぶとき

仕事の環境に関して。産む前に正社員として仕事をしていた女性の約6割が出産を機に退職しており、辞めた人の24％は「仕事を続けたかったが、仕事と育児の両立が難しくて辞めた」というデータがあります（２００３年、日本労働研究機構「育児や介護と仕事の両立に関する調査」）。出産した女性の４人に１人は「仕事か子育てか」の二者択一を迫られ、辞めているのです。

大手企業については、両立制度の整った会社も増えてきており、職場環境は良くなってきていると思います。でも、制度はあるけれど、直属上司に理解がなかったり、産休や育休を取っている先輩がいなければ、自分も取りにくいというのがあります。**制度より風土が大切です**。せっかく制度があるのに、会社全体として使いにくい雰囲気があると、なんとなくためらってしまう。そういう会社に勤めていて妊娠した場合、そのタイミングで辞めてしまったり、産休だけ取って、産休が終わった時点で辞めてしまう人も多いようです。せっかく制度があるのに、これではもったいない。

確かに、直属の上司が古い考えの人で「女が結婚して子供を産んでもまだ会社に残りたいのか」と思っていると、言いにくいというのはわかります。

ある会社で「妊娠がわかったら、直属の上司ではなく、最初にここに報告してください」という女性用の窓口を作ったところ、育児休業を取る人がすごく増えたという話を聞きました。別の会社では、バリバリ働く「ワークコース」と、少しワークダウンする「ライフコース」が選べるようになっています。今年は仕事に邁進したいから「ワークコース」、今年は子作りしたいから「ライフコース」というように、社員のライフイベントに合わせて自由に選べる。これはとてもいいシステムだと思います。出産や子供が小さいうちの子育てを考えると、ある時期に仕事のペースを落とすことが必要で、そういうニーズに対応できるシステムを作ることは会社にとって必要なことだと思います。

とはいえ、現状ではまだまだ女性活用が進んでいない会社も多いので、もし選べる立場なら、出産後も働き続けられる会社で働くことも大切です。可能なら、就職活動を始める前から意識して、さまざまな年代の女性が活躍している企業を探しておくのもいいですね。情報は就職サイトではなく、働く女性のインタビューがのっている雑誌やサイトがあります。若い独身女性がたくさん活躍している企業は、一見女性に優しい企業のようで、両立が難しく、結婚や出産で退社してしまうので、若い女性しかいないという事情があったりします。一番いいのはＯＧやその企業の女性社員に会って、本音を聞くことです。

母親が専業主婦だったり、パートだったりした人は、育児との両立がイメージできない人も多いと思います。26歳で起業した堀江敦子さんは、**学生や若い社会人が共働き家庭のベビーシッターをしながら、リアルに両立を体験する**「ワーク&ライフ・インターン」という制度を作りました。その体験から「私にもできる」と自信を持ち、就活でも成功したという例もあります。母親以外のさまざまな働き方をしている先輩に出会うことが重要です。

「産みやすい環境」を探して転職した彼女のケース

ここで1つ例を挙げてみましょう。マユミさん（仮名）は、国立の女子大の大学院を25歳で卒業して、大手の外資系メーカーに就職しました。その後、今の夫と出会って28歳で結婚するのですが、今の職場では、出産すると戻ってくる場所がないとわかっていたので、転職することにしました。いろいろリサーチした結果、彼女が最終的に選んだのは保険会社の外交員でした。年収も、以前の会社よりは下がります。でも保険の外交員は女性が多く、中でもその会社は**産休や育休の保障が非常にしっかりしていたというのが決め手でした。**その後、数年働いて実績を作り、計画どおり妊娠、出産。現在は育休中で、子育てを楽しんでいます。給料は、以前の会社で働いていた時の金額の6割か7割になりましたが、復職後も子育てしながら無理なく働いていける環境です。しかも、復職すると育休分のお給料がさらに何割か追加でもらえるそうです。

学歴もあり語学も堪能、キャリアもある彼女でしたが、悩むことなくライフスタイルに合わせてワークダウンをしています。彼女の場合、高校時代に短期留学をしたときの経験が大きいのだと言います。留学先でホームステイした家庭は、決して裕福ではなかったけれど、温かく、家族がいつも仲が良かった。お父さんもよく家にいて、子育てに積極的だった。彼女はそれまで教師をしている忙しい両親のもとで育ち、進学校に通って勉強ばかりしていた。それで幸せだし、何の疑問も持たなかったけれど、その留学の経験が彼女の人生の目標を「結婚して子供を作り、幸せな家庭を作る」ことに変えたのです。その目標のために**自分の仕事を変える**ことは、何の躊躇もないのだそうです。

働くことを男性だけにまかせておけない

今の経済の状況を見ると、正社員の人は「なるべく辞めない」ことが一番です。取材をしていると、バリバリ働いている女性ほど「子供を産んだら、今とは違う働き方をしたい」と言います。しかし日本の場合は、「今とは違う働き方」を求めても、同じ会社の中でそれを実践できるケースは少なく、結果として「会社を辞める」という選択になってしまいます。

これはあまりにも潔すぎます。男の人の中には、窓際になっても会社にしがみついて、がんばっている人もたくさんいます。できれば、正社員として働き続けながら、結婚や出産をしていくのに越したことはありません。それはどうしてか。これまで標準的な家庭を見ると、平均年収500万円で子供が2人でした。でもそれが今、日本のサラリーマンの年収がどんどん下がり、2010年の平均年収は412万円です。**父親1人で家計を維持することが難しくなってきているのです。**女性もなんらかの形で、家計を支えていく必要があるのです。

子供は産んで終わりというのではなく、その後自立するまでに十何年もかかりますよね。実際に子供を持ったらどれくらいお金がかかるかというと、小学校から大学までずっと公立の場合は、学校費用が465万円で学校外費用が266万円、総額731万円。小学校までは公立で中学から大学まで私立に通うと、学校費用が1006万円で学校外費用が496万円、総額1502万円。公立と私立を比較すると総額で771万円違ってきます。お金をかけない方法はいろいろありますが、やはり教育費はそれなりにかかります。家族を守るために、子供を守るために、働くことを男性だけにまかせておけない時代なのです。

非正規雇用の女性たちへ

それでは非正規雇用の場合はどうでしょうか。働く女性の5割が非正規雇用ですが、残念ながらどんなに優秀な人でも出産を機に辞めざるを得ない現状があります。非正規でも育児休業を取れる派遣会社もありますが、復職後に雇ってくれる派遣先のほうがないというミスマッチもあります。「妊娠・出産で自分が仕事を失ったら、あるいは休職したら生活していけない」のでは安心して子供を産めません。非正規職の方には特に、少しずつ貯金をすることをおすすめしたいと思います。今、独身女性の間では大変な貯金ブームで、どこの女性誌でも貯金特集が大人気。それを結婚資金で散財してしまわず、自分のための出産、育休資金にあててはどうでしょう。そうすれば、出産を機に仕事を辞めざるを得なくても、とりあえず安心して産めますよね。自分の中の「育休期間」が終わったら、また何かの形で働き始めることもできます。

そして、育休期間に資格にチャレンジするというのも手です。一度キャリアダウンしても、また仕事ができるようなニーズのある資格なら、会社の制度や人事に振り回されることもありません。専門性を高めることで、正社員としての就職を目指すこともできます。また、夫の転勤という問題も出てきますので、どこに引っ越しても働けるように手に職をつけておくことは大事なことだと思います。

医者や弁護士といった国家資格は別にすると、今は資格で稼げない時代といわれています。でも、やり方次第である程度は稼いでいけると思います。

ポイントは、何もないところから、いきなり資格だけを取るのではなく、**自分の今までの**

仕事に関係のある資格を取ることです。人事をやっていた人なら社労士とか、不動産会社に勤めていた人なら宅建といったように。資格を取ってもお客さんがいなければ稼げないわけで、そこでそれまでの職場で作った人脈が生きてくるのです。なので、元の会社や働いている人たちとの関係を切らないことは大事です。

女性はもともとコミュニケーション能力の高い人が多いので、サービスやケア関係の仕事につきやすい。まず薬剤師や看護師の資格があれば、どこに住んでも仕事はあるでしょう。看護師は激務という印象がありますが、例えば美容皮膚科など、時間が不規則でない職場でゆるく働くという選択肢もあるのです。あとは介護士や保育士。こちらは決して高賃金ではなく体力がいる仕事だと思いますが、常に人手不足なので、働き口はあります。

このように景気が不安定な時代、国家資格を持ったり、正社員で就職したい人が多いのですが、社交性や営業力に自信がある人なら、フリーランスでやっていく道もあります。自分の時間を自由に使えるので、仕事と育児を両立させる道のひとつです。エステティシャンやネイリストは、たくさんの収入は望めないかもしれませんが、お客様さえいれば始められる仕事です。ネットでケータイのデコレーションのカバーを販売して、ファンを獲得している若いママもいます。とにかく年収１００万円でも２００万円でも、細く長く働き続けられるといいと思います。資格でなくても稼げる専門職というのはあるので、積極的に情報は集めていきたいものです。

夫の子育て協力が大問題！

次に、夫が家事や子育てに協力できるかどうかという問題が出てきます。夫婦共に働いているのなら、夫の家事や子育て協力が必要なのは当たり前です。ところが、妻がフルタイムで働いていてもそうでなくても、夫の家事時間というのは実はそれほど変わらないというデータがあります。子育て期の30代男性は5人に1人が週60時間以上働いています。また、男性の育児時間を国際比較したデータ（2006年、総務省「社会生活基本調査」）で、6歳以下の子供を持つ家庭を見てみると、日本人男性の育児時間は平均1日30分程度しかなく、欧米諸国と比較しても半分程度しかありません。家事の時間をプラスしても、1日平均1時間程度。やはり夫の家事育児参加率は低く、その分妻の側に負担がかかっています。それだけでなく、日本は国際比較してみると「子育ては主に妻がやるべき」という規範が男性よりも女性に強いのです。子育ては楽しいと感じる人が各国9割を超えているのに、その中でも日本は低い水準が出ています。子供を持つ前の人たちが「子育ては負担」と感じる度合いも高く出ています（2011年、内閣府「少子化社会に関する国際意識調査報告書」）。女性たちが「母はこうあるべき」論で自分で自分の首を絞めている可能性もあります。子育てへのハードルは、実は女性たち自身の気持ちの中にあるのかもしれません。子供を持つことは喜びであり、楽しみであるけれど、24時間小さな子と向き合っているのは、誰にとっても大変なことです。使えるものは夫の手も、他人の手も、保育園も、全部使ってもいい……そう考えるとちょっと気持ちが軽くなりませんか？

知人の30代の夫婦は共働きで、いま4歳の子供が1人います。2人とも仕事の時間が不規則でとても忙しく、仕事と育児の両立にこれまで苦労をしてきました。すると、あるときから夫が「今の仕事を辞めて、転職したい」とこぼすようになったのです。妻はこれはチャンスと思い、自分からいろいろと調べて、夫が働きやすく、家事や育児の協力もしやすいような転職先を探し始めたそうです。「彼が仕事にやりがいを見いだせて、しかも7時くらいに帰ってこられる職場がベスト。それを探すのは、妻の私の役目だと思っています。そうでないと、今後2人目を産むというのは考えられません」と話しています。

夫の家事・育児の不参加は、妻の第2子へのモチベーションに影響します。第1子のときに夫があまりに非協力的だと「こんなに大変なら、もう1人産むのは無理」と思ってしまうのです。これは次の章で詳しくお話ししますが、家事協力が少なくて夫婦仲が悪くなると、セックスレスに繋《つな》がり、それは子作りに直結します。子供ができたら、2人はどんな関係になりたいか？　仕事と家庭のバランスをどうとっていくのか、夫婦で十分に話し合う必要があります。

働きながら産める社会へ

これまで見てきたように、夫だけに頼らず働き続けられる仕事を持つこと、**夫の子育て協力を得ることも働く女性にとって重要な「妊活」と言えます。**

日本は、働き方を選べなさすぎるというのも問題です。長い人生ですから、子供が1～3歳の間だけ、競争や効率から離れてワークダウンした働き方をしても、望む人はまた元のように働くコースに復帰できるような、柔軟な働き方になっていかないといけないと思います。今のワークライフバランスとは、子育てだけでなく、介護に時間を割く人の問題にもなってきています。**柔軟な働き方は、高齢化社会を迎える日本にとって、すべての人の問題として考えていきたいことです。**

第8章　セックスレスが大問題（白河）

日本人はセックスをしない？

前の章で、第1子の子育てで夫からの協力を得られなかったのが原因でセックスレスになってしまった人の例を少し話しました。全体的に見ても、セックスレス夫婦は増加傾向にあるようです。２００９年の厚生労働省研究班の調査によると、10代から40代夫婦の４割近くが1ヵ月以上セックスをしていない、いわゆるセックスレスであるそうです。２００１年の調査では28％で、増加が続いているといいます。主な理由は「仕事で疲れている」「出産後なんとなく」「面倒くさい」などが挙げられています。

先日はＮＨＫの情報番組「あさイチ」でもテーマとなり、大きな反響を呼びました。番組アンケートによると、**40代男女の６割がセックスレス**と答えています。セックスレスの問題は既婚者だけに限りません。今は若い独身の人たちの間でもセックスレスの傾向はあるようです。

先日発表された第14回出生動向基本調査（独身調査）では、未婚の人の３人に２人に恋人がいない（恋人なし男性61・４％〈前回52・２％〉、女性49・５％〈前回44・７％〉）。これは以前も同じような数字が出ていたので驚かないのですが、今回際立った変化は、恋人がいないし、交際も望まない男性が27・６％、女性では22・６％を占めているのです。

別の内閣府の調査（2011年、内閣府「結婚・家族形成に関する調査」）でメディアの中のキャラクターに恋をしたことがあるかと質問したものがありました。結果は男女全体で13・5％が「ある」と答えています。

実際に若い男性に話を聞いてみると、生身の女性とつき合うのが面倒くさいと言います。女性とつき合って、気を遣って、お金を遣うより、ひとりエッチをするほうがマシと言うのです。

セックスはもともとコミュニケーションの重要な一部ですが、男女ともに、「面倒」という人が増えているような気がします。肉食女子が増えたといわれますが、現実の独身女性は「受け身」と答える人が7割。そして、プライドと性欲なら、プライドのほうを大切にしたいのが今の草食男子だと思います。

コンドームメーカーの調査によれば、日本は1年間のセックスの回数が26ヵ国中最下位の年間46回（調査全体の平均は103回）。しかし、生涯におけるセックスパートナーの数は第3位の12・7人。実は不特定の相手とのセックスを繰り返す奔放な日本人ですが、満足度や性的自信は最下位。セックスを大切なことと捉える意識も低いようです。

フランス人の平均セックス回数を見てみると「平均週2回程度」で、男女9割が満足していると答えています。奔放に見えるフランス人男女ですが、生涯パートナーの平均数は、女性「4・4人」、男性「11・7人」と、実はそれほど多くないのです。「愛し合っている相手とのセックスのほうが満足度が高い」という質問には、95％の男女が賛成しています（2007年CFS調査「なぜフランスでは子供が増えるのか」）。

フランスのセックスレス対策

以前、フランス人の夫を持つ34歳の日本人女性に取材をしたところ「フランスでもセックスレス問題はあります。でもみんな、ずっと男と女でありつづけたいと努力していますよ。日本人女性がフランス人男性とつき合うと、まず〝なにそのおばちゃんみたいな下着〟と言われますね」と話していました。別の夫婦は、記念日に夫が妻に高級ランジェリーをプレゼントしていました。彼女は「自分で買わないような高級でセンスのいいランジェリーを選んでくれるので、すごく嬉しい」と話しています。夫の記念日には、彼女が夫に男性用下着をプレゼントするのだそうです。

そう聞いて、フランスの有名デパートに行ってみると、まず売り場面積がとても広い。カップルで下着を吟味している人も数組いました。中には決して若くないカップルも。でも逆に、若くないカップルほど、必要なことかもしれません。中央にある高級セクシーランジェリーのお店に話を聞くと、「20代から80代までのお客様が来ます。ここはカップルで来てほしい店なんです」との答えが。よく見ると、レースの美しい下着に並んで、一見それとはわからない、おしゃれなセックストーイやローションも堂々と販売されている。他にも、明らかにセクシー路線の店が、普通の店の隣にあるのです。日本なら、伊勢丹の真ん中にセクシーな下着がおしゃれに売られている光景を想像してみてください。

取材したカップルもみな「子供を預けてデート」や「祖父母に預けて週末旅行」をしているとのこと。「子供を預ける」のは「かわいそう」ではなく、「夫婦の時間ができて、子供にも社会性がつく。家族のために良いこと」と誰もが言い切ることが印象的でした。いつまでも男と女でありつづけ、カップルが壊れてはまた新しいカップルになり、子供も増えるフランス。「産める国」の秘密はここにあるような気がしました。

忙しすぎる共働きカップル

日本の共働き夫婦の場合、忙しすぎて疲れてしまう、時間がないというのも大きな問題です。前著『震災婚』で取材した人の中に、２０１１年12月25日前後が予定日という人が３人もいました。実際にその日の産科はすごく混んでいたそうです。交通が麻痺したり計画停電があったりで、家にいる時間が増えたという単純な理由ではないかと思います。そういうことでもなければ、**共働きの夫婦はゆっくりする時間が少なすぎる。**強制的に残業を減らせば、少しは子供も増えるのではないかと思います。

しかし時間だけの問題ではありません。たまたま知り合いが同時期に離婚しましたが、2人とも妻は39歳。「子供が欲しいから離婚した」と言います。子供が欲しいから離婚って、何か矛盾していない？　そう思われるかもしれませんが、こういうケースは意外に多いと思います。原因はセックスレスです。

タカコさん（39歳、秘書）は9年目で結婚生活に終止符を打ちました。3歳下の夫とは結婚1年目からずっと8年間セックスレスだったそうです。

「多分夫はEDだったんだと思います。だんだんセックスを急ぐようになって、嫌がるようになった。さりげなく体を寄せても『さわるなっ！』と怒鳴られるようになった」

EDの男性の場合、その先にいくのが怖くて、妻に触ることもできなくなるそうですが、まさにタカコさんの夫はそのケースかもしれません。浮気を疑ってメールをチェックしても、出てくるのはキャバクラの女性のお誘いメールぐらいでした。

夫は元銀行の同僚で、独立したばかり。仕事も激務だし、ストレス解消は「飲むこと」で、帰宅は深夜。どんどん太って不健康になり、心配になるほどです。

しかしセックスレスでも夫婦仲は悪くなく、休日は2人でデートする。スラリとした美人のタカコさんと夫は誰もがうらやむようなカップルと思われていました。

　しかしその夫がまったく人格が変わったように逆切れすることがあります。地雷となるのは、セックスや子供、病院に関する話題。

「子供が欲しいって？　それはお前が母になる資格がないからできないんだよ。そもそも子供が欲しかったら29歳になってから結婚するな！」

　仕事に悩んでいる彼の「うつ」を疑ったこともあります。心配で病院にいくようにすすめても、

「病院にいって、俺が薬漬けになってもいいのか？」

　セックスレスを寂しいと言えば、

「君に必要なのはセックスだけなんだな。そんな要求にはこたえられないよ」

　いつも逆切れされて会話にならないのです。自分の年齢を考えたとき、ふと「このまま子供を持たないで終わるんだ」という恐怖がこみ上げました。今の夫とは無理……そう決断したタカコさんは家を出ました。夫は「本当に出ていったんだ……」と呆然としていたそうですが、仮面をかぶった仲良し夫婦として生活していくことはもう限界。最後に話し合いをしたとき、

「セックスレスに不満を言ったり、家を出ていくような、君の強さがいやだった」

と言われたそうです。今は転職もし、「次の人とは絶対に子供が欲しい」というタカコさんです。

セックスレスに陥ってしまうと、元の関係に戻すのが難しい。結婚しても、しょっちゅうセックスをする時期を逃してしまうと、自然に授かるというのもなかなか難しくなります。ある婦人科の先生は「子供が欲しかったら、まずセックスの回数を増やすこと」と言います。


40歳前後で、子供のいない人生の可能性に思いいたり、愕然とする女性は多い。そこで夫婦で話し合えず離婚になってしまうのは、本当に残念なことです。離婚して、それから新しい夫を得て、出産する……そのほうがよほどハードルが高いような気がします。そこで、踏ん張った女性もいます。

ヒロミさん（42歳）の傍らには1歳6ヵ月の女の子がいます。

「この子、すごくきれいな分割だったんですよ」

顕微授精で生まれた子供だから、こういう子供自慢もあるのかとふと感心してしまいました。

ネイリストだったヒロミさんは38歳でお見合いパーティでひと目ぼれされた8歳上の男性

と3年つき合って結婚。しかし結婚してすぐにわかったのは夫の「切れやすい癖」です。暴力は振るわないが、感情の起伏が読めなくて、毎日ビクビクして暮らさなくてはいけない。当然、甘えたりセックスする気持ちにもなれません。

「離婚しようか……」

1年ほどで真剣に考え出しましたが、「**今作らないと一生自分の子供は持てない**」という気持ちもありました。夫がどんな人でも形は夫婦。授かる条件は揃っている。

「この人の子供でいいの？　と悩みましたが、とにかく子供が生まれても変わってくれなかったら離婚すればいいいと思った。今は子供が優先」

夫を説得し、とにかく子供を作ることを目標にしました。ヒロミさんの病院通いが始まり、人工授精から顕微授精へのステップアップにためらいなく進みました。採卵した8個の卵子から5個の受精卵ができ、そのうちの1つ「グレード1」と呼ばれるきれいな胚盤胞が今、傍らでつたい歩きをしている長女です。移植後すぐに「妊娠しています」という判定が出ました。

41歳で女児を出産。トータルの費用90万円は、夫婦で折半です。夫はヒロミさんが「離婚か出産か」を迷ったことなど、露ほども知りません。

「夫は治療しても痛くもかゆくもないんですから」とヒロミさんは言います。その後の2人はどうしたのでしょうか？

「夫は相変わらずで、子育ても手伝ってはくれませんが、子供はかわいいみたい。まあ、子は鎹《かすがい》で、なんとかもっています。でももう1回何かあったら子供のために、私のためにもすぐに出ていくつもり。明治の女じゃないんだから」

ヒロミさんは胸を張る。出産年齢ギリギリで、子供を望む女性はなんと、たくましいことか……体外受精の時代とは、セックスを介さず子供ができる時代でもあるということです。離婚していった2人の女性とヒロミさん、どちらが正解なのか、ジャッジできる人は誰もいないと思います。夫婦仲良く、子供を持てるのは確かに理想でしょうが、今子供を持っている夫婦だって、別に完璧な夫婦というわけではない。私はヒロミさんの「何を優先するか」を考え、下した決断をとても潔いと思いました。

産後の再開のタイミング

セックスレスに詳しい恋人・夫婦仲相談所の二松まゆみさんによると、産後のセックスの再開のとき、男女に温度差があることが、第1子後のセックスレスの原因だそうです。

産後すぐに「待ってました」とばかりセックスを再開する夫婦は数少なく、それは仕方のないことと二松さんは言います。「痛いとか怖いという理由で、**出産直後はセックスをした**

くないのが女性。母乳のうちは母性に傾いているので、夫への愛情は薄れています」

また夫婦で心療内科を開業し、多くの家族のカウンセリングをしている千葉県緑が丘クリニック、釜野安昭先生によれば、この時期に夫がセックスを無理にすると、女性にはトラウマになってしまうそうです。「絶対に許せない」「夫が怖いから、子供を抱いて寝たふりをする」とトラウマから、完全にセックスレスになってしまうので要注意ということでした。

それではいつセックスを再開すればいいのでしょうか？　二松さんによれば、1年ほど待てば、女性の性欲も戻り、セックスを再開するケースが多いといいます。夫のほうもママさんオーラ全開の妻には「女を感じない」、または「痛いのでは……」と怖くて妻のカラダを気遣うゆえに、産後すぐのセックスには臆病になる傾向がある。妻に一度「イタイ」と言われると萎《な》えてしまい、それ以上しつこくできない男性が多いのだそうです。

夫の育児不協力からレスへ？

普通にセックスしていた夫婦の産後のセックスの再開を妨げるものは何か？　二松さんによれば、ポイントは以下の通りです。夫はできる限り協力しているつもりでも「妻は不満足」かもしれない。2人で出かけているか？　妻は子育てにどれぐらい辛さを感じているか？　などで、セックスレスになるかどうか決まるのです。「妻が子供優先」と夫も不満足に感じている夫婦はやっぱりセックスレスになります。

「子供をあずけて夫婦で外出する習慣がない日本では難しい。でも**子連れでファミレスだけじゃなくて、2人で出かけないといけないんです**」と二松さんは言っています。


夫の家事・育児の不協力から不仲になり、セックスレスになってしまったカップルは少なくありません。忘れられない例があります。

彼女は37歳で専業主婦。瀟洒《しょうしゃ》な一軒家に夫と2歳の娘と暮らしています。一軒家には2人分の子供部屋があるのに、第2子の予定はなし。原因はセックスレスです。

夫がまったく子育てを手伝ってくれず、子供が2歳になる今まで、子供を夫に任せて外出できたのは半日だけ。それも不機嫌な夫に拝むようにお願いしたそうです。

夫は一流企業に勤務。子供はかわいい。満足な日々のはずなのに、夫が近寄ってきて、スキンシップをしようとすると、キュッとカラダに力が入る。

「カラダが閉じる感じ」と彼女は言っていました。

今は彼女は子供と一緒に、夫は別の寝室で寝ています。

「夫も第2子を欲しがっているんです。そもそもこの家を建てたとき、2つの子供部屋を作ったのは、子供を2人作る予定だったからです」

お金にも余裕がある、こういった夫婦が第2子を作らないのは、なんともったいないことか。空いている子供部屋を見てため息が出ました。

「これはストライキなんです」と彼女は言っていました。この本を書くにあたり再度取材をしたら、4年後の今も同じ状態だそうです。**第1子を産んだあと、夫の育児や家事の協力がない場合、第2子を産みたいというモチベーションが落ちる**というデータがあります（2003年、国立社会保障・人口問題研究所「第3回全国家庭動向調査」）。子供1人の家庭で、ほとんど夫が育児をしないグループと比較的協力的なグループを比較してみると、前者は4割がもう子供はいらないと回答している。後者は3割弱にとどまっている。また今後2人以上子供を産みたいという割合では、前者は9％、後者は18％でほぼ倍になっているのです。

女性は第2子を望まない場合はセックスを拒否する傾向にあるのでしょうか。日本の夫婦のセックスは子作りが目的で、それ以外ではないということだと、ちょっと悲しいですね。

妻にだけED！

「夫からの相談で、妻に『お願いだから風俗にいってちょうだい』と言われたというケースがありました。また逆で、妻がセックスレスの理由を問うと『外でして来い！』と夫が怒るケースも決してまれじゃない。よく話し合ってとアドバイスすると夫がEDだったり、と問題が明らかになりました。とにかくコミュニケーションがないことが一番よくないんです」と二松さんは言います。

セックスレス夫婦の取材では「妻には勃《た》たない」という言葉を耳にすることがよくあります。特に、出産したあとの妻に対して感じることのようです。

山下さん（40代、会社経営）は、長女の出産に立ち会ったときの衝撃があまりにも大きく、それ以来1年間セックスレスになってしまったそうです。

オムツ替えや寝かしつけなど、ちゃんと子育てに参加し、イクメンとしては満点に近いと妻も大満足。しかしセックスだけはできない。

「出産を見て、完全に人間として負けたと思った。自分にはできないことをやってしまう、妻のカラダは神聖なものでうかつに触れない」

しかし妻は子供が1歳になる頃から、第2子を欲しがりだしたそうです。

終電で1時半に帰宅すると家の電気がついている。

「ああ、今日はお役目か……」

排卵日を含めて前後3日間、どんなに遅くても起きて待っている妻。しかし男はお膳立てされるともっとできなくなるのです。

なんとかセックスが復活できたのは、会社を興した時期。

「自分で仕事を取っていかなきゃいけない。アグレッシブになるし、今は死ねないと思う。同時に遺伝子を残したい本能も目覚めるんです」

きっちりお役目を果たし、第1子から数年空いて、無事第2子に恵まれました。「**妻も努力したが、自分も努力したとほめてあげたいぐらいだ**」と山下さんは言います。

「第2子が欲しい女性は、ウソでも男の仕事をほめる。ウソでもセックスの凄さに感心する。子作りの事務的作業ではなく演出するべき。それなら男も甘んじて騙《だま》されると思うのですが」と山下さんは微妙な男ゴコロを語ってくれました。

若者世代にも増えているＥＤ

ＥＤに詳しい昭和大学藤が丘病院泌尿器科佐々木春明先生によると、ＥＤはまだまだ疾患としての認識が薄い病気。受診しているのはＥＤ人口の９％。不妊で奥さんと一緒に来る人が多いそうです。

ＥＤの定義は、勃起しない、中折れなどの問題で、**射精にいたる満足な性交ができなかったケースが少しでもあった場合はＥＤです**。しかし一般の人は2回に1回できればＥＤではないと思っている人が多いそうです。

若年のＥＤの場合、スポーツタイプの自転車に長時間乗る人は慢性的に血行障害になり、

EDになりやすいという傾向があります。広いサドルに換えるなどの工夫が必要です。メタボリックシンドロームやタバコとの関連性も海外では指摘され、動脈硬化の前兆としてのEDもあるので、たかがEDと軽視しないほうがいいのです。

EDの背後に仮面うつ

30代のEDは、適応障害、仮面うつなどの隠された主問題を抱えている人が多いと、緑が丘クリニック心療内科の釜野安昭先生は言います。

EDの患者さんの臨床例は、①不摂生な食生活、運動不足、ストレスなどからくる生活習慣病としてのED ②適応障害としてのED ③工夫のないマンネリな、性生活の終焉《しゅうえん》としてのED ④性に対して超淡白な男性のED ⑤夫婦間の溝の深まりからくるEDに分類されています。④のケースは若くなるほど増加しています。

30代のEDはほとんどが②で仮面うつなどの問題が隠されています。その場合、投薬だけでなく、カウンセリングや、パートナーシップの改善など、統合医療的なケアが必要とされます。40代後半になってくると生活習慣病のために病的に加速された老化現象として、EDが主訴となる場合もあります。その場合は基礎疾患の治療をしっかりとして、生活指導もしないといけません。

40代後半から出てくる男性更年期は生活習慣病と老化、うつ、EDなどが重なってくるデリケートな問題です。パートナーがつきそって病院に来てくれるかは大きな治療のポイントです。今までの夫婦関係が試されるときといってもいいでしょう。

日頃から気持ちの通い合う関係を作っているかどうかが一番露呈するのがED問題なのです。心療内科としては単なる機能的な問題「ED（勃起不全）」ではなく、「SD（Sexual Dysfunction）」**つまり「性的コミュニケーション問題」として、捉えているのだそうです。**

セックスレス自体はカップルにより原因も異なるので解決策は人それぞれですが、EDに関してはほとんど薬で治るといわれています。悩んでいる人はまずは専門家に相談するといいでしょう。

ある女性は雑誌で「EDという病気」を初めて知り、3年間のセックスレスの原因に思いいたったそうです。「もっと大きな病気の兆候かもしれない」とわかって、忙しくてストレスが多い夫を真剣に気づかうようになりました。肩に手を置いたり、労《いたわ》りの言葉をかけているうちに、夫との「凍りついたような距離」も徐々に縮まっていったといいます。

まずは知ること……それはとても重要なことです。

第9章　「35歳から」始める産めるカラダのメンテナンス（齊藤）

晩婚化時代の妊活

これまで述べてきたとおり、女性が妊娠しやすい年齢は、一般的に20〜34歳といわれています。また、出産という、子供が産まれた時点がゴールなのではなく、そのあと子供が大きくなるまで長い年月がかかります。ですから、できるだけ若いうちから、子供を持つということを考えてほしいと思います。

とはいっても、現代人のライフスタイルを見ていると、みんなが20代で子供を産めるものではありません。女性の初婚と第1子出生時の平均年齢の変化を見てみると、母の第1子出生平均年齢が29・9歳。20年前と比べると3歳上がっています（図表11）。年次別全初婚妻にしめる35歳以上の妻の割合を見てみると、1980年の時点では約2％だったのに対して、2006年には約8・2％。35歳を過ぎてから初めて結婚する女性たちの割合も年々増加傾向にあるのです（図表12）。たとえ30代前半で結婚しても、「しばらくは夫婦2人で楽しみたい」と思っているカップルもいるでしょう。そうすると、あっというまに35歳になりますよね。

それでは、いま35歳以上のみなさんが子供を持ちたいと思ったとき、どういう点に気をつければいいのでしょう。

〈図表11〉女性の初婚と第1子出生時の平均年齢の変化

年次	妻の平均初婚年齢（歳）	母の第1子出生時平均年齢（歳）
1989年（平成元年）	25.8	27.0
1990年	25.9	27.0
1991年	25.9	27.1
1992年	26.0	27.1
1993年	26.1	27.2
1994年	26.2	27.4
1995年	26.3	27.5
1996年	26.4	27.6
1997年	26.6	27.7
1998年（平成10年）	26.7	27.8
1999年	26.8	27.9
2000年	27.0	28.0
2001年	27.2	28.2
2002年	27.4	28.3
2003年	27.6	28.6
2004年	27.8	28.9
2005年	28.0	29.1
2006年	28.2	29.2
2007年	28.3	29.4
2008年	28.5	29.5
2009年	28.6	29.7
2010年（平成22年）	28.8	29.9

（厚生労働省、平成22、23年度「出生に関する統計」の概況、人口動態統計特殊報告）

〈図表12〉年次別全初婚妻にしめる35歳以上の妻の割合

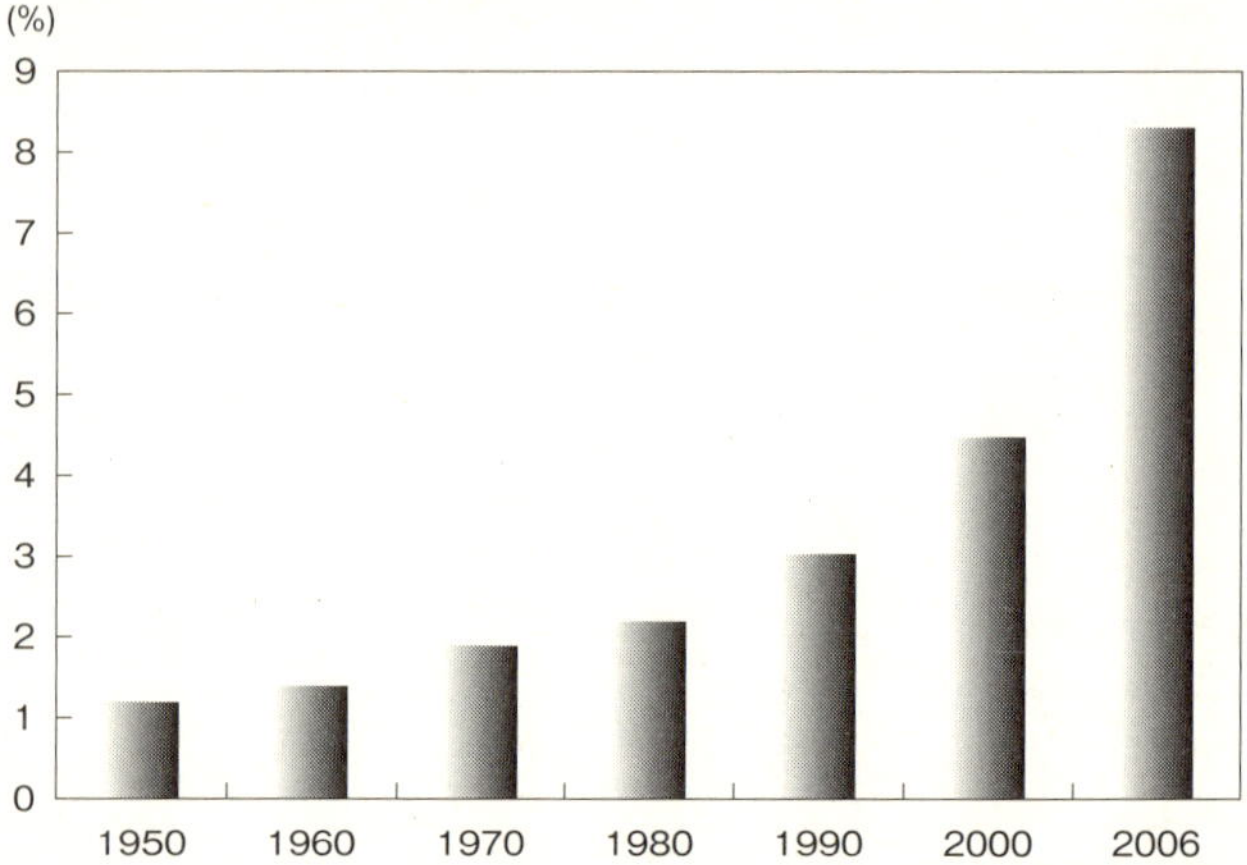

（厚生労働省、人口動態統計特殊報告より作成）

まずは「子供が欲しいな」と思い立ったら、すぐにタイミング法を始めるのがいいと思います。第4章でも書きましたが、35歳をすぎてから、妊娠率は1年ごとに変化していきます。早ければ早いほど、妊娠しやすいのです。仕事などで忙しいかもしれませんが、まずは妊娠することを最優先に考えてください。1年後、2年後にがんばるよりも、今すぐがんばったほうが、妊娠しやすいと思ってください。

タイミングを計ってみて「赤ちゃんができないな」と思ったら、すぐに受診しましょう。3ヵ月くらい試してみて妊娠しないようでしたら、受診していいでしょう。

普段の生活でできる妊活

病院に行く前に、普段の生活でできる妊活もあります。それは何より、健康に気をつけることです。

まず、現代人に多いのは、睡眠不足やストレスです。夜はぐっすりとよく眠り、ストレスのない生活を心がけてください。

カラダを冷やすことは妊娠の大敵ですので、できるだけカラダを冷やさないようにしてください。寒い日に脚を出して歩いたり、冷たい飲み物を飲み過ぎたりしないようにしましょう。すぐに電車やタクシー、また階段でなくエレベーターやエスカレーターを使ってしまう人は、運動量が少なく、代謝が低下しがちです。意識的にカラダを動かして代謝を上げるように心がけてください。たまに平熱が低い人がいますが、基礎体温で測ったとき、全体的に低くても2層になっていて、その間が0・3度以上になっていればきちんと排卵しているので問題ありません。

タバコ、お酒もたくさんはよくありません。特にタバコは、血液中の活性酸素が増え、血流が悪くなります。これによりホルモンに悪影響を与えてしまいます。たとえ妊娠しても、子宮や胎盤に悪影響を与え、流産を招く危険性があります。男性がタバコをたくさん吸う場合でも、精子の運動能力が低下したり、奇形精子が増えるなど、受精能力が低下する恐れがあります。

また、太りすぎ、痩せすぎの人も注意が必要です。太りすぎ、痩せすぎの人は、きちんと排卵されない傾向があります。特に最近は、過度なダイエットによる痩せすぎの人が多いようです。脂肪というのは単にくっついているものではなく、カラダを守ったり、代謝したりという、ちゃんとした働きを持った器官、臓器なのです。妊娠を考えるのなら、過度なダイエットは厳禁です。

具体的にどの程度を痩せすぎ、太りすぎと指すかといいますと、これはＢＭＩの数値を参考にします。ＢＭＩの指数は（体重㎏÷〈身長ｍ×身長ｍ〉）で出します。痩せすぎを指すのはＢＭＩが18・５未満の場合。例えば身長１５５㎝の人なら体重44㎏未満の人、身長１６０㎝なら47㎏未満の人を指します。逆に太りすぎを指すのはＢＭＩが25以上の場合。身長１５５㎝の人なら体重60㎏以上の人、身長１６０㎝なら64㎏以上の人を指します。

また、甲状腺疾患があると妊娠しにくく、流産率も高くなるといわれています。甲状腺疾患は一般的に汗をかきやすいとか、目が飛び出ているように見えるとか、症状がわかりやすく出ます。また、逆に寒がりになる場合もあります。気になったらすぐに受診しましょう。

第６章でお話ししたとおり、生理痛が重いという人も注意が必要です。生理の量が多いのは、筋腫があるとか、子宮内膜にポリープがあるなどの病気がからんでいる場合もあります。生理周期が短い場合は、排卵がきちんと行われていない場合があります。月経痛が強いときは、子宮筋腫か子宮内膜症が考えられます。「病気というほどではない」と思う人も多いようですが、陰に病気が隠れている場合もあります。気になったらすぐに受診しましょう。

また、性感染症にも気をつけてください。先にも述べましたが、特にクラミジアは最近とても多く、不妊の原因になります。自覚症状がほとんどないやっかいなものですが、夫婦そろって完治しないと、互いにうつしあってしまいます。

育毛剤も不妊の原因になる？

現在服用中の薬があれば、内容をチェックしてみてください。高血圧の薬は、種類によっては受精に影響を与えるものがあります。

薬でなくてもサプリメントで、内容に気をつけるものがあります。美容皮膚科などで処方されるビタミンAは、脂質性ビタミンのため、体内に溜まることがあります。多すぎると、不妊には関連ありませんが、妊娠後いろいろな副作用が出ることもあります。子供が欲しいからご主人に亜鉛を飲ませているという話をたまに聞きますが、実は欠乏症というほどの人はほとんどいません。むしろ過剰に摂取するのはよくありません。また、薄毛に効くと言われている育毛剤の中には、不妊の原因となる成分が含まれているものがあります。ご主人で育毛剤を使用している人などは、成分を確認してみてください。

定期検診も妊活の一部

普段からの検診も大切です。定期的な健康診断は忘れずに受けましょう。婦人科検診はもちろん大事です。また、白河さんもおっしゃるとおり、突然の大病で妊娠・出産のライフプランが崩れてしまうことがあります。がん検診などの専門的な検診も定期的に受けましょう。

最近よく「ブライダルチェックをしたいんです」という言葉を聞きます。これは、結婚を控えている女性が、妊娠・出産に影響する病気の有無を調べる婦人科検診のことを指すようですが、実は、病院に行って「妊娠できるかどうか知りたいんです」と言うと、保険が利かず、自費になることもあるのです。「ブライダルチェック」は、やっていますとうたっている病院や専門の機関で行うようにしましょう。子宮がん検診など、助成のある検診を受けて、自分の子宮の状態をチェックするのもいいと思います。

いいお医者さんとの出会い方

35歳を過ぎたら排卵日前後のセックスを3ヵ月間試して妊娠しない場合は、一度不妊診療科のある婦人科を受診することをおすすめします。まずタイミング法の指導を受け、それでも妊娠しない場合は不妊治療を受けることができます。そこで病院をどう選ぶかという話になります。不妊治療は、何回も通院することが多いので、肉体的にも精神的にも、できるだけ通院負担の少なくて済む病院を選んだほうがいいでしょう。

よく「いいお医者さんにはどうやって出会えますか」という質問を受けますが、これは人によって、何をもって満足できるかはさまざまだと思います。情報を集めて、自分に合った病院を見つけましょう。例えば一度に卵子をたくさん採取して培養し、保存するという方法の医師もいれば、毎回1個の卵子を採取するという方法の医師など、医師や病院によってやり方は異なりますが、みな常識範囲内の治療方法や薬の使い方をしています。すなわち、どの方法にもメリット・デメリットがあり、医師はそれぞれの考え方で、なるべく患者に合った方法を選択するように心がけています。

実績の多い病院、少ない病院の「ホント」

年間実績を数多く出している病院は、たくさんのスタッフが対応にあたり、流れ作業をしているところが多いようです。医者が患者に直接関与する時間は短くなります。逆に、少ない人数で、医者が時間をかけて診ている病院もあります。そういうところは、年間実績は少ない。しかし、例えば年間1000の実績を出している病院と、年間50の実績を出している病院を比べると、妊娠率自体はそれほど変わっていません。

私が勤務している病院では、医者3人に対して看護師が1人しかつきませんが、開業医の場合、医者1人に対して看護師1人ないし2人ついている場合があります。そうなると、対応がより細やかになると思いますが、人件費が高くつくので、治療費が高い場合がありま す。

ココロのケアが課題

不妊治療には精神的な負担も多く、ココロのケアが今後の課題とされています。今、注目されているのが「不妊症看護認定看護師」の存在です。認定看護師とは、特定の看護分野において十分な技術や知識を持っている看護師で、日本看護協会が実施している認定看護師認定審査に合格した人です。不妊症看護認定看護師は、特に不妊症に特化した認定看護師を指します。患者さん1人1人のために十分な時間を割けない医師のかわりに、治療の方針や検査に関して相談に乗ったり、患者さんの悩みを聞いて精神的なストレスをやわらげてくれます。常勤している病院のほか、曜日を決めてカウンセリング日を設けている病院もありますので、情報を集めてみてください。

病院を替えたくなったら

それと、いい病院を探すあまりに、病院をいくつも転院している人がいます。大事な問題ですし、自分の満足できる病院に出会うために、そうせざるを得ない人もいるでしょう。でも、新しい病院で、また一から検査をして治療をするのでは時間のロスもありますし、患者さんの精神的、肉体的負担も大きいかと思います。その負担を少なくするためには、**自分がどんな治療を受けているのか、きちんと把握できるように治療の記録をつけておくこと**です。新しい病院に行くのなら、これまで治療してきた経緯やデータを渡せるようにしたほうがいいでしょう。この日はこういう検査をして、数値はいくらだったとか、LHを測ったら0・00だったとか、精子は何ミリ採取して何個いたのかとか、数値の具体的な意味はわからなくても、医師なら見ればわかるので、とにかく記録しておくことです。基礎体温表に書き込んでおくといいでしょうね。それを持って、新しい病院に行くのなら、医師の側も、患者の側も、ロスが少なくて済むと思います。

不妊治療には「絶対」という言葉はない

不妊症の治療を行っていると、この患者さんは妊娠は難しいだろうと思っていたのが、ある日妊娠するということがよくあります。

例えば、私がかつて担当した患者さんで、重度の子宮筋腫の女性がいました。彼女は結婚当初から貧血ぎみで、ある日婦人科を受診したところ、複数の子宮筋腫が発見されたのです。27歳でした。手術により筋腫を取り除きましたが、その後卵管造影で子宮内膜の状態を見たところ、子宮内膜は薄く、また子宮や卵管の形もいびつなものでした。私は「この患者さんは妊娠は難しいだろう」と思っていました。しかし彼女には「子供を産みたい」という強い希望があったため、術後の経過観察とともに、不妊治療もスタートしました。経過観察をしているうちに、複数の筋腫が再発しました。しかし、3回目の体外受精で彼女は妊娠したのです。超音波の映像を見ると、再発した大きな筋腫に囲まれるようにして、胎嚢《たいのう》が認められました。その後、妊娠39週目に帝王切開で出産をしました。２９４０グラムの元気な男の子でした。出産時に出てくる胎盤というのは、通常円盤形をしていますが、彼女の胎盤は、大きく変形していました。おそらく、筋腫の合間を縫って発育していたのでしょう。

子宮筋腫が何度も再発してしまう症例の場合、体外受精は最適な治療法とはいえません。私も治療の際に「こんなに筋腫があると、胚の質がよくても着床しにくいから、妊娠するのは難しいかもしれないよ」と説明していました。ところが彼女は、無事に妊娠・出産をしました。しかもその後、第2子も体外受精で妊娠・出産したのです。こういう症例に出会うたびに、人間が持つ妊娠する能力には個人差があるということ、また不妊治療に「絶対」という言葉はないということを感じるのです。

不妊治療を取り巻く現状

第4章でも書きましたが、体外受精による出産の数は、ここ数年でぐっと増えてきました。医療の進化、現代人のライフスタイルの変化により、不妊治療の現場もまた、形を変えてきています。ここでは不妊治療を取り巻く日本の現状を見てみましょう。

まず、不妊治療について、法律で明確に決められたものはありません。そのかわり、**日本産婦人科学会が倫理に基づいて定めたガイドラインというものがあります**。こちらも、現代人のライフスタイルや倫理観の変化に沿って、少しずつ改正されています。

例えば、**不妊の夫婦で夫に原因があって精子がない場合、第三者から精子を受けて人工授精（ＡＩＤ）をすることができます**。不妊の夫婦でも、第三者からの卵子提供は今のところ認められていません。日本では認められていない代理妻出産も、海外では認められている国もあることから、海外に行く人もいるようです。みなさんも、テレビや新聞などで一度はそのようなニュースを見たことがあるでしょう。ただ、日本の民法の場合、産んだ人が母親になります。だから、代理妻出産の場合は、非嫡子となります。

代理母出産についてはいろいろと問題もあります。代理母が子供の引き渡しを拒否する場合があります。また、生まれた子供が何らかの障害がある場合など、依頼した夫婦が子供の引き取りを拒否する事例もあります。また、インドに行って代理母出産を依頼した夫婦が出産前に離婚してしまったため、その子供と養子縁組ができず、子供が出国できないという事例もあります。ただ、先天的に子宮に障害があったり、手術などで子宮を切除してしまった女性たちにとっては、代理母による出産というのが唯一の方法という現状もあります。この問題に関しては、日本でも今後活発な議論が望まれます。

次に、**卵子や受精卵の凍結について。こちらも夫婦間のみ、また夫婦の生殖年齢の間だけとなっています。**夫か妻のどちらかが亡くなった場合は破棄します。死後生殖は認められていません。よく「今は独身だけど将来のために卵子を凍結したい」という話を聞きますが、基本的には是非に関して公的には言及されていません。ただ、実施しているクリニックもあるとは聞いています。

医療がどんどん進化する中、それをすべて実現させていいのかという専門家たちの倫理的な悩みはあります。でも現場にいて、子供を持てない夫婦の切実な思いも伝わってきます。日本全体として繁栄していくにはどうしたらいいのかをみんなで考える必要があるし、リスクを負わずに育てられる社会のシステムも作っていく必要があります。いろいろな形で生まれた子供たちを平等にサポートできるような社会のシステムを作れるかどうかが、今後の日本の出生率を左右する鍵になるのではないでしょうか。

第10章　妊活の未来は？（白河）

40人に1人が体外受精ベビー

第1章で書いたとおり、私は36歳で結婚をして、自然にと思っているうちに時期を逃してしまいました。当時、高度生殖医療というのは遠い世界だと思っていたのに、今から振り返れば、友人たちは結構やっていたのです。やっている人は、家族や同じ境遇の人とは話すけれど、それ以外の人には友人でもあまり話さないものです。やってみてもよかったのかもしれないという後悔は確かにあります。

現在40代の出産は2009年の人口動態統計によると5000人の大台を初めて突破。**現在の出産の主流は30代以降で、40～44歳は伸び率が16%増でした。**女性にとって産むことのハードルは不況で高くなっているのに、この数字は「出産年齢ギリギリ」の女性たちが「がんばった」結果でしょう。35歳以上の出産では27・3%が「不妊治療をした」、19・8%が「計画的に妊娠した」と答えています（ベネッセ妊娠出産子育て基本調査2009「妊娠・出産の実態」）。日本産科婦人科学会によれば、**体外受精によって生まれた赤ちゃんの数は日本の新生児の40人に1人**（2009年）です。

私はこれまで数多くの不妊治療をしている女性たちに取材をしてきました。彼女たちは口を揃えて「若い人たちに伝えたい。年齢は本当に大切です。もっと早くに治療すればよかった」「治療をすれば、いつでも産みたいときに産めると思うのは間違いなんですよ」と言います。辛い治療歴を明かしてくれるのは、自分の体験が少しでも人の役に立てばという気持ちからなのでしょう。

また、彼女たちからは「夫とはわかちあえない」という言葉もよく耳にします。「夫に負担をかけたくないから、できるだけ話さないようにしている」という涙ぐましい言葉も聞いたことがあります。でも、不妊治療というものは、決して女性がひとりでやるものではないのです。

夫婦の二人三脚で進む不妊治療

ミユキさんは38歳のとき、３歳年下の夫と結婚しました。高収入のキャリアはある、夫はいるというすべてを手に入れているような女性です。子供に関してはできたら産もうかという程度で、今から振り返れば認識不足だったと彼女は言っています。子供はどうするの？と友達に言われて、そのとき初めて不妊治療についても詳しく聞きました。仕事は忙しいし、どうしようかなあとためらいながらも夫と話し合ってみたら、彼が「やってみようよ」と背中を押してくれました。**そのとき話し合って、初めて夫が子供を欲しいということを知ったそうです**。そこでいくつかクリニックに行って、人工授精、顕微授精とステップアップしていきました。診察の日は、8時半に予約をして病院で受け付けを済ませても、診察してもらえるのは午後2時ということもたびたびありました。会社は半休をとって通院していましたが、当時の部署では部下に言いづらく、苦しい思いをしたそうです。何度か通院するうちに、会社勤めしながら長く続けることは無理と思ったし、何年も続けることもいやだと思い始めました。そのことを夫に伝えると「1年だけがんばろう」と励ましてくれたそうです。それで彼女も覚悟ができたと言います。夫のことがすごく好きで、歳をとっても一緒にいたいという気持ちは強かったし、後から振り返って「あのときもっとがんばればよかった」と思いたくなかったというのもありました。それからは上司と交渉し、管理職でない部署に替えてもらい、半休を取って病院に通うようになりました。信頼できる医師のもと、漢方薬も併用しつつ、41歳でようやく妊娠したそうです。

この話を聞くと、夫婦の話し合い、夫の理解や励ましはとても重要なのだ、と思います。話をしなければ、彼が子供が欲しいと思っていることに気がつかなかったし、彼の意志がなければ、彼女はそこまで覚悟を決められなかった。夫はどうしてそういうふうに言ってくれたのかと聞いたら、彼は過剰にポジティブで、何にでも精一杯努力するタイプだったと言います。何でも話せる夫婦の関係だったからこそ、得た結果でしょう。夫婦でともに子を欲しいと思った夫婦のほうが、何年か経過観察していると授かりやすいという政府の調査結果もあります。

不妊治療の終わらない薄闇

夫婦ともにどこも悪くない……それなのに、なぜかできない。そんなケースの場合、**不妊治療をいつまで続けるか**は難しい問題です。「7年かけて700万円かかったから、ナナちゃんっていう名前にしようかと思ったの」。そう冗談交じりに言った友人は7年間の治療で、全国津々浦々の病院を訪ね歩きました。8年間続けて、40代で授かった人もいます。結果が良ければすべて良し、なのが不妊治療。しかし結果が出ない場合は……長い時間とお金をかけて、疲れ切り、うつ状態になってしまう女性も珍しくはありません。

40代の体外受精という取材をしたとき出会った2人の女性は、どちらも30代から10年程度治療していました。

その1人、サチコさんの不妊治療の治療歴はすでに33歳から41歳の今日まで9年になります。今までかかった費用は500万円超。治療と両立できず、仕事も辞めてしまいました。不妊治療、それも高度生殖医療と呼ばれる体外受精、顕微授精だけで、20回はトライしています。

長い不妊治療歴を持つ人の話を聞くと、抜けられない迷路のようだと思います。人はなぜ、その迷路に踏み込むのか？　サチコさんの話を聞いて、その理由がよくわかりました。

スタートは「子供はできて当たり前」という小さな一歩なのです。

産婦人科から専門クリニックへ。タイミング法、人工受精、体外受精、それもどんどん高度な治療へと医師に言われるままに進んでいく。

夫婦どちらかに何か悪いところがあればいいのですが、何もない。サチコさんが2軒目の不妊クリニックで50代の女医さんにいきなり言われたのはこんなセリフでした。

「体外受精には年齢が重要です。あなたはギリギリの年齢ですよ。1ヵ月でも早くステップアップしましょう」

すでに36歳になっていました。

そんな……**年齢がそんなに大切だなんて、誰も今まで教えてくれなかった……**。

本やネットでは「XX歳の妊娠の確率はXX％」という数字を見ることはあっても、10％でも可能性があれば、自分はその10％に入るのだと信じて疑わなかったのです。

「年齢のわりには卵巣が衰えていますね」

厳しい女医の言葉にきゅっと身が縮みます。「女としてあなたはダメ」と責められているような気さえするのです。

「最初が一番辛かった。採卵も、移植も……妊娠の判定まで待つのが一番辛かった」とサチコさんは当時を振り返ります。結果は妊娠反応なし。クリニックから家までどうやって帰ったのかも覚えていません。気がつけば家で茫然と座り込んで泣いていました。「治療すれば、すぐにできる」と信じていた望みは打ち砕かれたのです。

その後病院を替えて5回体外受精を試みましたが、妊娠しない。最初のときほど、辛くないのは、気持ちを凍らせているからだと言います。

「どうせ、ダメ、またダメに決まっている」と、心に言い聞かせて期待を封じておけば、結果を聞いても耐えることができる。夫はそんなサチコさんを「最初から希望がないなんて、ありえない」と怒りますが……。経済的な負担も1回に注射から移植までで50万程度かかるので、共働き時代の貯金を切り崩しています。何か気になることがあると、検索しながらネット掲示板をさまよってすぐに2時間ぐらい経ってしまいます。

そんなに、治療を続けて辛くないのでしょうか？

「辛いですよ。心もカラダもすごく負担がかかります。治療のことばかり考えているとおかしくなっちゃう」

気持ちのバランスをとるのは、週3回のボランティアとFineという不妊治療の人を支援するNPOの集まりです。親にも友達にも、夫にも話せないことをFineでは吐き出せるのです。

「自分だけが苦しいんだと思っていたけれど、みんな同じ思いをしているんだ」わかっただけで、重苦しい気持ちがスーッと晴れました。

Ｆｉｎｅの集まりには5〜6回行っています。仲良くなってメールアドレスを交換する人もいますが、しばらく連絡がないと「もしかして、赤ちゃんができていたら……」と思うので、探り探りのつき合いになってしまいます。

「同じ苦しみを分かち合っている」という細い細い糸でつながろうとする治療者の絆。「どんなに仲良くなっても、子供ができた時点で『おめでとう』もなく、スーッと去っていく。それが不妊治療の仲間なのよ」という治療経験者もいます。それでもサチコさんは「話せる場所があると思うだけで、治療を頑張れる」のです。

高度生殖医療を長期にわたって続ける人は多くの代償を支払います。まず仕事——毎日病院に行くような治療とは両立できず、仕事を辞める人は多いのです。次にお金——Ｆｉｎｅの調査では、**１００万円以上の治療費を払った人が47・2%でした。**友人も失います。「病院に行くから約束はキャンセルね」と言える人しか残らないと言います。夫との絆を失う「不妊治療離婚」もあります。サチコさん夫婦は仲は良いが、治療を始めてからセックスレスです。精子が必要なときは夫に「お願い」と言って自分で採取してもらいます。

楽しみや趣味——サチコさんは観劇や音楽が大好きですが、劇団四季の舞台は高くて、たまの贅沢になっています。

治療をやめる決断はいつするのだろうか？　おそるおそる切り出してみました。

「何回も治療をやめることは考えました。お金が尽きると費用が貯まるまでにちょっと休む。このまま休めば終わりだなあと思う。でもこれだけ間があけば、カラダも回復して次はできるんじゃないかと思ってしまう」

揺れ動く気持ち。本当は40代の妊娠率は5〜6％と聞いて、39歳までと思っていましたが、40歳を過ぎてからは「今年いっぱいは」を繰り返しているそうです。

「夫は私次第と言ってくれている。治療をやめた人の話を聞いたけれど、何年経っても気持ちは揺れる。私も同じだと思います」

不妊治療の道に足を踏み入れるときに、何か覚悟や計画、事前準備があったという人はあまりいないのだと取材をして思いました。心のケアの専門家の助けを受けている人もいませんでした。

ただ「結婚したら子供ができるのが自然で当たり前」と自分も周囲も信じ、医師が言うままにステップアップを行っていくのです。長い不妊治療をしている人の話を聞くと、彼女たちの人生は不透明な薄い膜につつまれているような気がします。まるで、子供と一緒に彼女の人生も生まれるのかもしれないと思うほどです。

その膜の向こうに「子供がいる幸せ」が透けて見えているのに、そこに到達できない。でも、諦めることもできない。

すべての迷路は「子供を持つことが当たり前」という意識からスタートしているのではないでしょうか？

子供は自然に元気で生まれてきて当たり前……そうではないのです。そう言いきれる人はとても運のいい人ではないでしょうか？　多くの女性たちが、何かを諦め、何かを手放し、子供を持つために今日も闘っているのです。

不妊治療をやめるとき

長い不妊治療歴を持つ人たちは、この思いのまま、納得のいく医者に出会えるまで、いくつもの病院をさまよい、子授け神社に行き、子宝温泉に行き、漢方や鍼《はり》を試す。膨大な時間やお金を費やしても、子供に恵まれたらいいのですが、諦めるときも来るのではないでしょうか？

どうしたら、自分の気持ちと折り合いがつくのか？　ある女性の話がヒントになればと思います。

ミサキさんは41〜43歳の3年間不妊治療をしました。最初に行った大きな病院のリプロダクションセンターでは「宝くじに当たるようなもんですねえ」と年齢を見て医師は首をかしげました。

女としてのラストチャンスは、慎重に選んだ医者に賭けよう。リサーチ能力を駆使して、「夫婦での完全予約制受診」をうたう女医さんを選びました。ワンクール１２０万円。でも待合室では誰とも会わない。４歳上の夫は、最初は急に子供、子供と言いだしたミサキさんに驚きながらも、気持ちを受け止め、毎朝病院へ送ってくれたそうです。

「人として温かい人。不妊治療って夫の踏み絵でもあるなあ……でも、女性主導じゃないと、ここまでドラスティックな方法はとれないなあ。**不妊治療は女の領分です**」とミサキさんは言います。

３回目の治療に挑む前に夫と自分のご先祖様のお墓参りに行きました。必死に「私に必要なら、どうぞお授けください」と祈ったそうです。

着床して、その後ダメになりました。

冷静になろう。どこかで線を引かないと辛すぎる。お金もどこまでかけられるのか……考えて、考えて、今までの自分の人生を総ざらいしました。

もし20代で結婚していたら、今頃子供がいたのかしら……チャンスはあった。でも本能で乗り切るところを全部立ち止まって、自分のカラダの生理を無視してきた。カラダじゃなくて、頭で考えてやってきた。これじゃ、妊娠するはずないよね……彼女は自分に問いかけながら、結論を下しました。

「3回も着床してダメだった。自分に必要なら、できていたはず……生まれなかった子供の分も違う人生を生きよう……」

「チャレンジした」という事実が、子供のいない人生を受け入れることをラクにしてくれたと彼女は言います。

治療を諦めるときにこう考えたそうです。

1. 子供がいない自分は不幸だという思いこみはやめよう。
2. 子供を育てること、あるいは「母になること」を自分のアイデンティティとするのはやめよう。
3. 不妊治療は期限を決めるべきだ。
4. 自分の子供を育てなくても、他の子供のために貢献する方法はいくらでもある！　と俯《ふ》瞰《かん》的な考え方をしよう。

こう考えて、彼女は次に踏み出すことができました。私にこの話をしてくれたのは、「不妊治療は間違いなく私の人生観を変えた。もし不妊治療に苦しんでいる人がいたら、心が病む前に諦めることも大切と伝えたい」という気持ちからなのです。

男たちの妊活

こちらは、不妊治療をする妻を支える夫の側の話です。サトルさんは29歳のときに、10歳年上の女性と結婚しました。彼が派遣社員で彼女は正社員でした。もともとは一緒に住んでいて、やがて子供が欲しいと思いはじめ入籍しました。最初、子供は自然にできるものだと思っていた。でも気がついたら1年たってもできておらず、そのタイミングで病院に行ってみました。

「待合室は女性ばかりで複雑な気持ちでした」と言います。検査の結果、彼女の子宮に筋腫が見つかり、手術をしました。その後タイミング法を試し、ステップアップして体外受精へと進みました。自分の精子を容器に入れてタオルに包んで持って行って検査してもらったとき「元気ですよ」と言われてとてもホッとしたそうです。治療のすべてに同行できなくても、土曜日など仕事のない日はできるだけ付いて行きました。無関心でいるのもなにかと思い、本を何冊も読んで勉強もしました。治療していて一番辛いのは、着床して育たなかったとき。自分も辛いけれど、奥さんが可哀想だったそうです。結局、3・11の地震の日に「妊娠した」というメールをもらって、何か運命のようなものを感じたそうです。彼自身は、子供はできてもできなくてもいいとは思っていたけど、奥さんが望むなら、そこまでつき合おうと思っていたそうです。パートナーが柔軟で、好奇心ある年下夫だからこそ、よかったといえるかもしれません。

精子が2匹しかいなくても子供ができた！

今度は夫に不妊の原因があったケースです。ケンさん（仮名）は28歳のとき、同期で同じ歳の妻と社内結婚をしました。彼女が子供をすぐに欲しがったので、1〜2ヵ月トライして妊娠していないことがわかったとき、すぐに病院に行ってみました。すると妻には原因がなくて、ケンさんは500人に3人の確率で起こる「無精子症」と診断されたのです。その後、より専門性の高いクリニックで再度診察してもらったところ、「2匹しかいない」と言われ、無精子でなく乏精子症と診断されました。初めて検査に行ったときは、まさか自分のほうに原因があるとは夢にも思わなかったそうです。自分はもともと楽観的で、男のプライドもそれほど高くないほうだと思っていたけれど、それでも2匹と言われた夜は、お風呂の湯船につかり、**自分の下半身を見ていたら涙が出てきたそうです。**

「ネットでいろいろと調べるうちに〝ダメかも〟と思ったけれど、とにかくがんばろうと思いました。妻に対しては〝卵子がいいのに申し訳ない〟という気持ちです。妻が割り切って淡々とやってくれたのがよかった」と言っています。夫に精子の数が足りない場合は顕微授精までするかどうかが決め手になりますが、2人で話し合って、そこまで見据えてやろうと。不自然なことはいやだとか言っていられない、がんばるしかないという結論になりました。彼曰く、「男性はどうしても楽観的になってしまうので、奥さんが強く言ったほうがいい。そういう意味では専門的な機関に行って医者から直接言ってもらえてよかった。でもやっぱり男を否定された気持ちは拭えない」。

やがて医師の指導のもと、処方された漢方を服用していたところ、精子の数が増えました。そこで、さらに専門性の高いクリニックに行ったところ、「**1匹でもいれば大丈夫ですよ**」と言われ、「自分もかなりやる気になった」そうです。そこは不妊治療で有名なクリニックで、待合室も女性ばかり。彼は「いよいよここまで来たのか、ここまできたら、ベルトコンベアーに身をまかせるしかない」と覚悟を決めました。彼に何が辛かったかと尋ねたところ、「男の悩みを話す場がない。ネットで同じ境遇の人のブログを見るくらい。友達と話す話題ではないし、それが辛かった」と言っています。結局、顕微授精をして、4ヵ所目の病院で3ヵ月目、1回目で妊娠しました。第1子ができたときはガッツポーズをしたそうです。現在は第2子出産予定で、その子は自然妊娠です。彼の場合は自分の精子の数が少なかったので、ＡＩＤ（非配偶者間人工授精）という方法について妻と話したこともありました。2人の間では、それをするのは何か違うという結論になったそうです。

ケンさんは「男性の問題でよかった、彼女に問題がなくてよかった」と言います。卵子がなければもっと早く諦めていた。欲しければ早く病院に行くこと。早めに話し合いを持つこと。男はいくら欲しくても仕事をやめてとまでは思えない。男が自分から動くことは難しいので、奥さんが夫の今の環境を保ってあげることも大事なのかなと言います。

ケンさん、実はケンカするたびに「種無し！」とののしられて辛い思いをしたそうです。すごく協力的な夫だと思うのですが、奥さんのほうからも話を聞くと、それぞれに言い分がありました。彼女からすれば、「夫はどうしても〝協力〟という感じなんです。仕事もカラダのことも、**ここだけはどうして私だけが負担が大きいのかと思っていた。**今まで男女同権でずっときたのに、どうして自分だけ……と思うのが辛かったんです」と言います。この夫婦の場合、治療費用は妻が負担していました。夫には貯金がなかったので、イレギュラーな出費はすべて妻の貯金からまかなっていたからです。それも「なぜ自分だけ……」というストレスにつながったそうです。男と女は同じ目的に向かっていても、気持ちはひとつではない。話し合うしか、溝を埋める術《すべ》はないのだと、2人に教えてもらいました。

2人とも、話し合い、「子供は自然にできるもの」とか、**「自然」という言葉を自分の中から切ってしまったら精神的に楽になったそうです。**

不妊治療のハードルとなっているものを考えると、仕事、お金、いい医者に出会えるか、夫婦でどれだけ協力できるかなどが挙げられます。この中の1つでも、できるところから解決していくことで、不妊治療へのハードルはぐんと下がると考えられます。

不妊治療のこれから

２０１２年2月14日のＮＨＫクローズアップ現代「産みたいのに産めない～卵子老化の衝撃～」は、多くの反響を産みました。「卵子の老化を知らなかった」という声も多い。この本でも齊藤先生が言及されているように、「出産に適した年齢は20歳から34歳まで」なのですが、そのことは意外と知られていない。この本はまず「産むために知っておきたいこと」を知ってもらうための本です。齊藤先生がおっしゃったように**妊活は「情報戦」なのです。**でも、知っていたとしても「どうにもできない」事情もあったという方も多いのです。それが私が最初に言及した4つのハードルです。日本は今最適な時期に女性たちが産むことを選択できる状況が整っていない。しかし、制度や状況が整うまでカラダは待ってはくれない。**それぞれに「産める隙間」を見つけていくしかない。それも女性主導で。現代において子供を持つことはすでに「ゲリラ戦」でもあります。**

そんな中、35歳を過ぎても産みたいというニーズがあるのは事実です。今後の不妊治療の未来について、最後に触れておきたいと思います。

クローズアップ現代では、未婚で健康な30代の女性が、将来産みたいときに産めるように「卵子（未受精卵）凍結」を決断する光景が出てきました。「卵子凍結」については、まだ堂々と対応をうたっている病院はほとんどありませんが、ＮＨＫの映像になったことは「そろそろ解禁？」を思わせるものがあります。

齊藤先生からの補足の情報としては「技術としてはほぼ完成している」とのことです。しかし、まだ個人のクリニックなどで対応するところがあるだけで、大きな病院や大学病院などで、やっているところはないそうです。水面下で個人病院が対応し始めているという現状ですが、「未婚女性はダメ」「35歳以上はダメ」というところもあり、基準はそれぞれです。また個人病院には、院長が亡くなるなどで急に経営が変わる、病院自体がなくなるというリスクもあります。**長期保存に対して、まだ管理体制が確立されていない状況**にあるということです。

なぜこの技術に注目するのかといえば、多くの女性たちから「卵子を凍結しておけばよかった」という後悔の声を聞いているからです。「凍結したい」という声ももっと聞きます。現在、未婚の健康な女性の卵子凍結が認められない理由として「ガイドラインに沿って対応できない」と回答する病院が多いのですが、では何のガイドラインが変われば、できるようになるのでしょう？　日本産科婦人科学会のHPには、やってはいけないというガイドラインはありませんが、やってもいいというガイドラインもありません。日本産科婦人科学会は婚姻関係のある夫婦に限って、卵子・精子・胚《はい》・凍結保存について述べています。この技術に関して、広く普及するのかどうか知りたい人は、この**ガイドラインをチェックしていくべき**でしょう。HPの「倫理に関する見解」の中の「ヒト胚および卵子の凍結保存と移植に関する見解」に載っており、「平成22年4月22日改定」となっています。5年ごとに検証が行われると、今の時点では書いてあります。なぜ今の時点に限るかと言えば、世の中の変化のスピードが速いからです。ひょっとするとガイドラインの検証も、もっと早くなるかもしれない。卵子凍結に限らず、他の技術に関しても同じことでしょう。

野田聖子さんが海外で卵子提供を受け、子供を授かったことは多くの女性たちに「野田聖子ショック」を与えました。技術は日進月歩。こうして本を書いているうちにも、どんどん変わっていく。技術があっても、日本では「倫理的」にできないことも、海外ならやれる。どこまでなら自分はやれるのか……という問題を野田さんはつきつけたからです。私は野田さんがご自身で決断されたことに対して周囲がとやかく言う必要はないのではないかと思っています。アメリカや香港など海外で不妊治療をした女性たちにも取材しましたが、海外では10年も体外受精をする雰囲気はないそうです。治療の方針として「1～2年の短期間」でダメなら次のステップ、代理出産、卵子提供、そして養子などをすすめられる。アメリカで治療をした友人は「40歳目前だったので、すぐに代理出産をすすめられた」と言っていました。日本とは全く状況が違います。

精子の提供者が父親とは限らない。卵子の提供者が母親とは限らない。お腹を痛めた子供ではないが、受精卵は自分のもの……このような混沌とした状況の中、**日本では家族の制度自体が技術の進歩に全く追い付いていない状態です。**制度の狭間で苦しむのはいつも当事者です。

ちなみにアメリカでは身近な選択肢である「養子」というのも、日本では高いハードルがあります。2010年10月に慶應義塾大学で、「すべての子どもたちに家族の団欒《だんらん》を～要保護児童の現状と解決に向けて」というシンポジウムがありました。日本の特別養子縁組についての問題点に触れるものでした。野田聖子議員は音声メッセージを送っており、養子を望んだ時期もあったが、「子どもとの年齢差のバランス」と「パートナー、夫とも共稼ぎをしなければならないという環境が子どもの福祉にはふさわしくない」という理由でかなわなかったと話しています。共働き夫婦の数が片働き夫婦の数を上回っている現在、それでは養子をとれる夫婦は少なくなってしまいます。さらに、それは「特別養子縁組」という法律の中のどこにも明記されていない理由で、「ちゃんとした法律がないこと自体が問題」と野田さんは言っていました。また国内で養子縁組を待っている人がいるにもかかわらず、手続きの煩雑さなどから、多くの乳児が海外へあっせん業者の手で送られているという事実も報告がありました。アメリカの統計をもとにすると、5年間で180人。年間30人から40人がアメリカにわたっているそうです。この数は多いのか少ないのか？　そのレベルは国際的にいうとタイ、パキスタン、ジャマイカなどと同じで、ドイツやフランスは0人とされています。シンポジウムでは国内養子縁組の活性化を目指し、議員立法案を提出していくと締めくくられました。子供を産むことも、育てることもハードルが高いのです。

制度の前に、まず人があるべきです。制度のために人があるわけではない。現状に合わない制度はいずれ変化していくのではないかと思っています。

若いうちに産めればいい。しかし、高齢になってしまった女性たちにも、選択できる幅がもっとあったらいいと思います。選択できる自由があっても、誰もが選択するわけではありません。現にフランスでは、不妊治療の制限はないのですが、そういった手段を取る人はあまりいないそうです。実際に相手を見つけて子供を産んでしまう方が早いということでしょう。親になるハードルが日本よりも低いのですね。このような社会になれば、高齢になるまで産まない人も減るのでしょう。

卵子だけでなく、卵巣組織の凍結保存や、卵子を若返らせる「核移植」など、今この本を書いている時点でも、多くの先端技術が開発されています。こうした情報提供というのは本当に難しく、先端技術が紹介されるたびに、期待を持ち、苦しむ女性も出てくる。無駄な期待をさせていいのかという議論もあります。しかし、知る権利はあるのだと思います。冷静に自分の状況と照らし合わせ、判断していただきたいものです。

できるだけ情報を仕入れ、知識を持ち、その時点でできる、最良の決断をする。それは婚活も妊活も同じだと思います。

そして、状況が変わったら、その決断にこだわる必要はないと思います。技術は進歩し、人の意識も変わるのです。

不妊治療をしている、ある芸能人女性が「以前は顕微授精に抵抗があったからしなかった。でも今は普通の技術。あの頃に踏み切っていたら、もっとできやすかったかもしれない」と言っていました。確かに顕微授精は今、高度生殖医療の中では珍しくないことです。新しい技術も数年で一般的なものになっていく。ひょっとしたら、今海外で行われていることも、日本でもできるようになるかもしれません。

時とともに、周りの人の意識など、ころころと変わっていくのです。常に知識を持ち、情報を集め、自分で判断し、自分で決断して動く。社会が変わるまで待ってはいられないから。この時代に子供がほしいと思う女性たちには、賢く、しなやかに、自分なりの抜け道を探してほしいと思っています。「**意志を持って授かって**」**ほしいと思います**。子供を持った先輩女性たちからの一番のアドバイスは「案ずるより産むがやすし」でした。

第11章　齊藤英和 × 白河桃子　女性を幸せにする妊活

女の子に向けての妊活教育

齊藤英和（以下、**齊藤**）　実は僕は以前がん治療を受けています。初期じゃなかったから、抗がん剤の治療もしたし、大きな手術もしました。そのときに、残された時間でみなさんのためにできることは何かと考えました。その結果、僕がみなさんにできることは妊娠についてもっと広く知ってもらうことしかないなと思いました。不妊治療の現場にいると、基本的な卵子と妊娠についての知識が少ない人がとても多いと感じます。だから、人っていうのは産みやすい時期とそうでなくなる時期があるということを、押し付けがましくではなく、自然に目に触れる機会を作れればいいなと思いました。

「避妊の知識」というのではなくて「妊娠そのもの」についてもっと教える機会が必要だと思います。植物が花開くとかそういうレベルで、基本知識として教科書に入っていることが必要なんじゃないのかなと思います。

白河桃子（以下、**白河**）　私は「オサン・デ・ファム」という団体で、高校生向けに「女の子が幸せになる心とカラダの授業」をプロデュースしています。高校生に聞くと、保健体育の授業で習ったことは、あまり印象に残っていないようです。学校や地域の差も激しくて、赤ちゃんを抱っこさせるところから、子育てや家族について考える教育をしている小学校もあるそうです。いずれ赤ちゃんを産み出すのは自分なんだよ、だから自分のカラダを大事にしようね、という教育をしている。いきなり子宮の絵を見せても、思春期の女の子は混乱してしまう。まずは「お母さんになるカラダを持つ女性としての尊厳」から教えないと、「避妊」や「妊娠」は教えられないと、担当する女医さんは言っていました。

齊藤　国の教育カリキュラムに今必要な妊娠教育を盛り込むには時間がかかるでしょう。これまで少子化対策委員会でもいくつかアイディアを提案しましたが、それらは委員会のメンバー内では共有できても、一般の人の目まではなかなか届かないんです。白河さんと作るこの本で何か一石を投じることができればいいと思っています。

産み控えってホントにあるの？

齊藤　僕が白河さんが書かれた『「婚活」時代』を読ませてもらって思ったことは、若いうちに子供を作るのは大変だという理由で遅らせている人が多いということ。そうではなくて、むしろ子供がいることは大変だけど、張り合いになるということを知ってもらいたいと思いました。

人生というのはいろいろ大変なことがあるけれど、そういう壁にぶち当たったとき「子供がいるから頑張れる」という考えは絶対にあると思います。

白河　でも、先生、そうはいっても、20代ではまだ結婚すらしていない人が6割なんです。実際に意識的に「産み控え」している人よりも、やむをえない事情でタイミングをのがしている人の方が多いと思います。もっと若い人たちは「できれば早く産みたい」と思っています。それでもなかなか産めないハードルがあるんです。

齊藤　うちの娘もそうです。彼女は大学を卒業したときに、大手の企業に就職できたんだけど、子供を育てながら働くには厳しい環境かなと思って転職しました。転職先は、福利厚生がとても充実しています。育休中にも給料をもらえるかよく調べて選んでいました。僕なんか「こんなことで仕事選んでいいのか」って思っていますが、今の20代ってそうみたいですね。

白河　そうやって準備して、選択した人しか20代で上手に子供は産んでいない。または25歳以下の授かり婚ぐらいです。

齊藤　娘は今は育休中で、子育てを楽しんでいます。彼女たちにとっては、何に価値観を置くかっていう話になってくるんでしょうね。確かに仕事をして、男性と同じにバリバリやるというのも選択肢としてあるだろうけど、結婚や子供のことを考えたときに、どういう仕事を選ぶか？　という問題もあります。仕事だってたくさん種類があるのだと思います。福利厚生も含めて。子供を産みたいという目標を持っているなら、そこに仕事もうまく合わせるつもりで就職活動をしたほうがいいのかもしれません。

白河　仕事選びも妊活の1つですよね。先生がおっしゃる20歳から34歳となると、早いうちから、できれば大学生のうちから考えておきたいですね。

齊藤　そうですね。会社も福利厚生制度を充実させなくてはいけません。例えば教員というのは、子供ができても産休・育休中は給料が出るし、ちゃんと復帰できるようなシステムになっているんです。2人産めば、そのまま続けて休めるようになっています。休んでいる間に代わりに授業をしてくれる、産休・育休代替教員というシステムもあります。教員はなぜそうなっているかというと、長い闘争の歴史があって、少しずつ獲得していったから。ほかの職種の歴史っていうのはまだまだ浅いでしょう。女性が仕事場に出てきたのが86年以降ですから、普通の会社の福利厚生制度はまだまだ十分には整備されていないのです。職場に女性が多いんだったら、そういうところからどんどん制度化する必要があります。今後はもっと福利厚生が充実した会社が増えていくだろうけど、今ならそういう会社であるのかどうかを自分で調べて選ぶのも1つの選択ですね。

白河　ただ現在、未婚女性の5割が非正社員。ということは、正社員のような福利厚生がない。非正規でけっこう稼いでいる人、英語ができるとか、特殊な能力を持っている人でも、出産した時点で契約を切られてしまう。そこはすごく難しいんです。

齊藤　そこも、制度としてはどんどんよくならなきゃいけない部分です。正規社員、非正規社員の区別なく出産・育児休暇などを含めて福利厚生が受けられることや、出産・育児休暇後の再雇用を保障する制度を確立していくことが重要と考えます。ただ、現状を見ると、よく自分で調べて少しでも保障のある会社を見つけていくことが必要だと思います。

35歳以上の妊活モデル

白河　お嬢さんの話はお手本ですね。妊活のために、仕事選びから入っているという。20代の方たちには1つのモデルにしていただきたいですね。ただ、35歳以上の方には別のモデルが必要だと思います。35歳以上の人はどうすればいいでしょう?

齊藤　まず排卵のタイミングを意識してください。35歳を過ぎると、1年でも早いほうが妊娠しやすいと思っていいでしょう。1年後、2年後にがんばるよりも、今すぐがんばったほうが、確率が高いです。

白河　人によってはキャリアを犠牲にしなくてはならないことも出てくると思うのですが、それについてはどう思いますか。

齊藤　みなさん価値観はいろいろあるだろうけれど、子供を産むにはどうしてもタイムリミットがあるので、今やっている仕事よりも優先する時期がありうるということを自然に考えられるようになっていけばいいのではないでしょうか。

白河　一方、若いうちに結婚して産んでいる人がいる。25歳以下の結婚の半数が「授かり婚」です。ただやっぱり精神的にもまだ幼いし、経済的にもしっかりしていない場合が多い。その後の生活が不安定になりやすい。それを見ていると、女の人は若いうちの出産はちょっと不安定だなと思う人も多いと思うんです。

齊藤　それは妊娠しようという意志を持って妊娠していないからだと思います。実際に妊娠できる時期に妊娠しようという意志を持って生活していると、おのずと準備ができます。例えば20代前半に子供を産もうと思えば、その前にいろいろな準備が必要になってきます。ただ子供を産めばいいというわけではありません。昔だったら親や祖父母が同居して親子3世代同居なんて当たり前でした。今はみんな独立しているから、夫婦だけで子供を育てる場合はどうすればいいのか、ちゃんとシミュレーションする必要があります。

白河　じゃあ授かり婚はあまり歓迎できないのでしょうか？

齊藤　今はそういう状況がすでにありますから、それはそれでいいと思います。でも、いつか妊娠したいという意識を持って、いろんなことを若いうちから進めていったほうがいいとは思います。資格なども取らなくてはいけない場合もありますから。

白河　早く産んだほうがいいとはわかっているけど結婚できないという人もいます。28歳までに結婚したいし、30歳くらいまでに子供を産みたいと思っている、でも実際に結婚できている人は4割です。今自分たちがやっている仕事が安定していない、プラス相手になる男の人たちにもお金がない。未婚男性の年収は４００万円以下の人が8割。年収３００万円で非正規の人たちはほとんど結婚していない。非正規があまりに低賃金でしかもいつ切られるかわからないという不安定なところが問題です。女の人は安心できないと子供を産めない。たとえ夫が年収３００万円でも安心して子供が育てられる環境が必要だと思います。まずそのためには共働きがスタンダードになる必要がある。でもハードすぎては出産で辞めてしまう。子育て時期は安定してゆるく働ける社会、もしくは、一度辞めても復帰できる柔軟な働き方が許される社会がいいですね。今は正社員でも一度辞めてしまうともう一度正社員になることはすごく難しい。先生のお嬢さんのように、子供を産む前に仕事を替えるのはとても賢い手段ですね。

待っているだけではダメ

齊藤　僕が大学で学生と話していてよく耳にするのは「教えてくれない」っていう言葉です。「お前、大学っていうのは教わるところじゃない。自分で探してやっていく場所なんだ」って言っています。受け身の状態に慣れている子が多いのだなと思います。今の環境だって、こういう環境だからしょうがないって言う若い人も多いけれど、本当は、いくらでも方策があると思います。待っているだけじゃダメ、自分で、自分だけの道を見つけなくちゃいけないと思います。

白河　婚活でも提唱したのは、待っているだけじゃダメ、ということです。タイムリミットがある妊活は、時間内に道を探していかなくちゃいけない。

齊藤　結婚だって妊娠だって、目標があって叶えたければ、どういうアプローチがかけられるのか、考えられると思います。昔みたいに封建的な社会じゃないのですから、いくらでも方策があると思います。僕は自分の職場環境を考えたとき、すべてがいいとも思わないし、すべてが悪いとも思いません。でもどんな悪い環境でも必ずいいポイントはあるし方策もあります。それを探す目を持てるか、そのスタンスに立てるかってことでしょう。

これは1つの例ですが、僕らの業界で胚培養士といわれている職種があります。胚や精子を集めて洗ったり培養する仕事なんですが、今この胚培養士の数が足りないのです。

白河　胚培養士は、一度なるとどんどん引き抜きがきて、忙しいらしいですね。

齊藤　そうなのです。産休に入っても、早く復帰してくれってみんなが言っています。まだ数百人しか認定されていません。あくまでも一例ですけど、どこにでも探せばこれはっていう、出産後もその人を放さない職業はあるということです。

が。

白河　人手が足りない業界に活路を見いだすってことですね。でも、仮に仕事が見つかっても、小さい子供がいるうちは時間の融通が利かないから、難しいところもあると思います

齊藤　そこはシステムが変わる必要があります。子供が熱を出して帰らざるを得なくても、誰かがサポートできる程度に人数を増やせれば一番いいですよね。

白河　友人は民間のＮＰＯで病児保育をやっています。制度はあって、子育て中の人をフォローできるだけの人がいても、風土が変わらないというのもあります。前にある女性が少子化対策について「女の人が妊娠したら社長がその人の机にいって万歳三唱することだ」って言ってましたよ。そういう態度を示さないと、考え方は変わらない。

齊藤　そうです。女性を働けるようにしたってことは、もうシステムを変えていかなくてはいけません。例えば産休・育休代替教員のようないいシステムを作る必要があります。

白河　男女雇用機会均等法ができたばかりの頃は、男の人と同じだけ働けば認めてあげるという風潮だった。男並みの高キャリアを目指すか、辞めるかの二者択一しかありませんでした。今の独身のキャリア女性たちは、バリバリやっている人にかぎって、30歳を過ぎたら違う働き方をしたいって必ず言いますね。今みたいなハードワークのままじゃ妊娠・出産はできないから、もうそこの会社の中にいるうちはダメと思っている。仕事をすごく短距離走で

捉えています。

齊藤　そこを変えていくシステムが必要です。我々だって、最初は昼も夜も関係なく、分娩を一生懸命取り上げていました。でも年を取ると、カラダがきつくなってきます。だから夜の分娩は若い後輩にまかせて、自分は昼間できるがんの手術をするわけです。そういうふうに、同じ仕事の中で内容をシフトさせています。例えば仮に僕が皮膚科医になったら、また一から始めなければいけないことが多くなります。でも同じ産婦人科内でやっているから、まだ応用が利くんです。その職種の中でやれるものを考えたほうが効率はいいと思います。続けながら年齢に合った内容を選んでいくことが大事だと思います。

白河　男性がハードワークする時期と、女性がハードワークする時期はずれるんだよということも、上の人たちにはわかってほしいですね。

齊藤　職種によっても違うんだろうけど、若いうちに一通りの仕事をすべてやって、あとは産んで、子育てしながら仕事はペースダウンしながらやっていくというワークスタイルを作っていけばいいのではないでしょうか。

白河　そういう制度がある会社があって、私は今年はバリバリ働く、とか、私はちょっとペース落とす、とか選べる。会社を辞めずに働き方を変えられる、良い制度だと思います。

齊藤　ぷつっと辞めてしまうのはもったいない。女医さんでも、妊娠・出産でぷつっと辞めてしまうと、復帰するのは難しい。少しでもいいから繋がっていることが大事ですよね。そのほうが、戻りやすい。職場の環境って、少しずつしか変わってない。10％の時間でも職場にいれば、仕事の変化がわかるから。

白河　ガンガン働いたあとにワークダウンして、子育て後、また元の働き方に戻せるとわかると、人生設計しやすいですよね。

節電も妊活の1つ⁉

白河　一方で、共働き夫婦があまりに忙しすぎるとセックスレスになってしまい、また子供ができない。セックスの平均は39日に1度というデータもあります。

齊藤　それは何回もしろって言ったほうがいいかもしれませんね（笑）。

生物学的に言うと、精子は古いとよくないのです。古い精子だと、染色体異常とか、先天異常の確率が高い、そういうデータも出ています。あまり古くなった精子はよくない。せいぜい1週間前後。毎日タイミングをとると、逆に精子は減ってしまうので、精子の質から考えると、1週間がベストです。

白河　震災から1ヵ月ぐらいの間に子供ができた人の話をたくさん聞きました。夫婦が家にいるということがシンプルに出生率を上げるのだと思います。共働きの夫婦が、こんなに家にずっといたことって本当に久しぶりだったかもしれません。

齊藤　「どうやって時間を作るか」が大切なアプローチですよね。政策として打ち出せるといいですね。震災によってわかったこともあったので、それは活かさないといけませんね。

白河　震災後の夏の節電により退社時間が早まったことで、子供が生まれてから初めて夕食までに帰ってこられて、子育てに目覚めた男性もいました。長時間労働でもなぜか生産性の低い日本の働き方を変えていく、今がチャンスかもしれませんね。

齊藤　そうですね。節電とか、みんなで就業時間を短くしていくとか、試みていけばよい方向に向かうかもしれませんね。

治療をやめるタイミング

白河　晩婚化とともに、不妊治療をしている人も増えました。ただ、治療をやめるタイミングは難しいですよね。

齊藤　平均的なことは言えます。でもその人がどうかっていうのは個人差が大きいのです。平均を見れば、体外受精で妊娠したほとんどの人は5回以内で妊娠します。5回治療して難しかったら、なかなか難しいと思ったほうがいいと思います。最高で52歳の患者さんも治療していています。でもこの方の治療の最後の頃は、卵胞を刺しても卵がないことが多かったのです。どうしても治療したいって言われれば、その可能性0・何パーセントにつき合います。最終的には本人の満足を優先します。卵を子宮に返すときに「この卵はあんまり妊娠しないよね」って伝えたりする。「それでも治療したい」って言う人もいるし、「だったらいいです」って言う人もいる。一番難しいのは、やめどきかもしれません。何歳になったらやめるとか、自分で決めている人もいるし、何年もずっと治療を続けている人もいます。

白河　取材であった女性たちは「やめた」って言わない。「今はお休みしてる」って言う。いくつになっても、やめたって言う気持ちにはならないでしょうと言う。気持ちはわかります。

齊藤　難しいです。僕らもなるべく患者さんたちの気持ちを気遣ってお話をするようにしています。治療をやめたとたんにできた話もあります。休んでいる間に妊娠したりもしています。震災でちょっと診察をお休みしていて、来院していないなあって思っていたら、妊娠していたりする。不妊治療はやはりストレスがありますから。

白河　治療をやめた途端にできた人の話はたくさん聞きます。でも不妊治療が効果がないわけではなく、畑をたがやした後に種をまいたっていうのもあるのではないでしょうか？

齊藤　両方あるでしょう。そんなことしなくても、妊娠した人かもしれないし。

白河　5回と5回以降で差が出るとおっしゃいました。そんなに歴然としたものですか？

齊藤　ちゃんとしたデータがあるわけではないけれど、現場の実感として、5〜6回、つまり半年程度で妊娠する人が多いという印象です。戻せる胚の数は原則1個です。35歳未満なら1回に1個で、35歳以上もしくは35歳未満で2回胚移植して妊娠しなかった場合は3回目から2個戻してもよいということになっています。以前は戻せる胚の数が決まっておらず、一時期双子の率がどんどん上がったことがありました。そこで日本産科婦人科学会では、2008年に「戻せる胚は原則1個」と決めました。そしたら多胎率は下がってきたのです。

白河　毎月胚移植するのは問題ないのでしょうか？

齊藤　凍結しておいてそれを解凍すれば問題ないのでは？　一度にたくさん取って。毎月1個ずつ解凍して胚移植することは、注射や採卵手術をしないから、負担にならないと思います。

白河　先生ごとに治療方法がかなり違いますよね。それに振り回されて、精神的なストレスも大きくて、話を聞いた人の中には「ダメだと思っていたほうが気がラク」と言っている人もいました。ノイローゼっぽくなっている人もいて、見ていて辛いです。

齊藤　仕事を辞めて治療に打ち込んでいる人の中には、かなり思い詰めてしまう人がいますね。僕が思うことは、仕事を辞めずに、忙しい中で治療をしたほうがいいこともある、ということです。だって治療のことばっかり考えてしまうでしょう。それはよくない。ストレスがカラダに与える影響って大きいですよ。

チャレンジする価値はある

白河　この本を書きながら思ったのは、今の時代、女性は本当に大変だなあということ。仕事を考え、結婚を考え、出産を考え、女性はやることが多すぎて大変です。

齊藤　昔だったら家事とか育児だけでよかったのに。

白河　それも、自分が好きで仕事をやっているという人だけでなく、経済的な事情でやむなくという人も多い。不妊治療だってお金がかかるから、仕事も辞められない。パートでお金が貯まったら、治療をするという人もいました。決して余裕のある人だけがやっているわけではないんですね。

齊藤　先ほども言いましたが、やはり社会が女性に優しいシステムを作っていかなければいけないと思います。今困っている人たちに対して、早急に手を打たなければいけません。その一方で、若い世代に対しては心の奥底に入っていくような妊娠教育も必要だと考えています。でもこちらは10年20年かかるから、長い目で取り組んでいくことが必要です。この両方を同時進行で行っていく必要があります。

白河　今も教育の現場で教えてるのは避妊の方法ばかり。「いつまで産めるのか」というライフプランに関わる妊娠の知識は教えていません。若いうちに知っておきたいことはたくさんありますね。でも、この状況では若い時期に産める人ばかりじゃないんです。すでに高齢になった人たちはどうすればいいのでしょうか。そういう人たちにもチャンスはありますか?

齊藤　あります。可能性は少なくはなっているけど、ゼロではないから、思い立ったら早めに不妊専門医を受診し、治療を始める。医者がすべてどうこうできるわけではないけど、少しでも自分でそういう気持ちになれば、がんばってみることをお勧めしたい。

白河　チャレンジすることは悪いことじゃない。子供に関しては案ずるより産むがやすしと、どのお母さんも言っています。

齊藤　もちろんです。この本を読んで、1人でも多くの読者が「私も産みたい」「治療してみよう」と前向きに思ってくれることを願っています。

あとがき
人生設計における複雑なパズル

齊藤英和

今回、妊娠の適齢期についてお話しさせていただきました。皆さんが、この本を読んで、仕事を決めるとき・続けるときに妊娠・出産・育児をどのように組み入れて自分のライフプランを作っていこうか、考えていただければ、この本を世に出した価値がでてきます。また、ライフプランに迷ったときにもう一度読み返していただけたらと思います。

人生の価値をどこに置くかは人さまざまです。仕事にも価値がありますし、妊娠・出産・育児にも価値があります。また、それらを学ぶ、行うにも適した時期があります。一見、仕事と妊娠・出産・育児は異質であり、相容《あいい》れないもののように見えますが、人生を楽しく送るためにはどちらもとても大切な要素です。人生設計において、この複雑なパズルをいかに組み合わせ独自のライフプランを設計するかが、鍵となります。設計ができたら、あとは実行に移すのみです。受け身ではなく、このプランを実行するために何をなすべきか、よく戦略を練ることです。

たぶん、妊娠・出産・育児と仕事、両方が同時に進行する場合も想定しなければなりません。行き当たりばったりの妊娠・出産・育児ではなく、仕事も続けるのであれば、妊娠・出産・育児期にワークダウンでき、それが一段落したら、フルの仕事に復帰できるシステムのある会社・仕事を選択することを前もって視野に入れて会社を選択しているでしょう。そのような福利厚生システムを持つ会社は少ないのが現実ですが、ゼロではありません。待っていてはだめで、自分からアクションを起こすことが大切です。

また、この福利厚生システムは、会社にとっても重要です。ですから、福利厚生システムが充実した会社が増えていく要素は多分にあるので、会社に対して働きかけていくことも重要です。なぜなら、せっかく、時間・費用をかけて一人前に育てた人に妊娠・出産・育児で辞められたら、その人に費やした時間・費用はゼロに帰するわけですから、会社にとっては損になります。それよりは、ワークダウンしてもそれなりに仕事をしてくれたら、仕事を一から習わなければならない人よりも仕事ができ、フルに仕事に復帰したときは即戦力になるわけですから、会社にとっては無駄の少ない人材の確保手段となりえます。

一方、現代社会は夫の稼ぎだけでは、なかなか暮らしにくくなってきており、共働きの必要性も生まれています。いかに仕事と妊娠・出産・育児を両立した人生設計ができるかが、妊活の根本でもあり、婚活の根本でもあります。ただ待っているのではなく、自分から積極的人生設計し、実行に移していってもらいたいものです。

最後に、20～34歳という適齢期を過ぎている方に。適齢期を過ぎたからと言って、決して妊娠しないわけではありませんし、この時期でも「The sooner, the better」です。積極的に早期に仕事と妊娠・出産・育児が両立したライフプランを立てていくことが大切です。

この本が皆さんの一歩前進につながれば幸いです。

3つの山をバランスよく登るために

白河桃子

現代女性たちの妊活事情、いかがでしたか？　今、こんなにさまざまな状況や方法で女性たちは子供を持っているのだ……何年も取材を重ね、新しい事実に突き当たるたびに、新鮮な感動を覚えます。そして、何とも子供を産みにくい、育てにくい、今の日本の状況にもかかわらず、そのたくましさ、がんばりは、ただただ尊敬するのみです。今朝も同じマンションから子供を自転車に乗せ、ビューッと漕いでいくお母さんとすれ違いました。大急ぎで保育園に子供を送り、会社に出勤する。子供が小さいうちの両立は綱渡り、さぞや大変な日々でしょう。「がんばれー」と小さな声でエールを送りたくなります。最近はイクメンのお父さんもがんばっていて、小さな子供とお父さんという組み合わせも珍しくなくなりました。しかし、そんな親子の微笑ましい光景にも、そこにたどり着くまでは、思いもよらぬドラマが舞台裏には隠されているのです。

そして、子供を持ちたいと思いつつ、果たせない多くの女性たち……私もその1人です。あの時、夫婦で話し合っていれば、こう決断していれば……と後悔することは多い。だから、余計なお世話とは思いつつ、すでにベルトコンベアーで出産まで到達する道はないことを、せめて後輩たちに伝えたいと思っていました。次は出産についての本を書くとずっと予告していましたが、思いもかけず、齊藤先生という最強のパートナーを得て、出版できる運びになったのは、講談社の川良咲子さんのおかげです。臨床経験も深く、本当に産みたい女性たちのことを考えて下さる温かいお人柄に、すっかり齊藤先生ファンになりました。

今回の本は「早くに産むことを伝える」という齊藤先生のプロとしての提言に対して、「でも先生、こんなにハードルがあるんですよ」と私が現状を訴えるというコンビネーションです。できるだけさまざまな実例で、ハードルの越え方を提示したつもりです。シングルマザーや、離婚よりも不妊治療を選ぶというギリギリの選択など、びっくりされる人もいるとは思いますが、一度でも出産を考えたことがある女性なら、ルポの中にでてくる誰かに、気持ちを寄り添わせることができるのではないでしょうか?

決して結婚や出産を強制するものではありませんが、望む人にはチャレンジする機会があるべきです。チャレンジするのと、最初からあきらめてしまうのは違います。「婚活」という言葉が誤解されつつも世の中に広まり、自ら動く女性を増やしたように、「妊活」という言葉が、前向きな気持ちを後押しするものであってほしいですね。

先日、女子大生に「結婚、出産、仕事のうち、2つしかとれなかったら、どれを捨てる？」と意地悪な質問をしたところ、「出産」という答えが返ってきました。今は就職が決まったばかりだしね……でも「一番期限のあるものを捨てちゃうんだ」と思いました。その期限を切実に実感していたら、この答えは出てこないのではないでしょうか？　これからは女性も働き続ける社会です。働きながら子供を持つライフプランについて、早くに学び考える機会が必要です。仕事をすること、結婚すること、子供を持つこと、その3つの山をバランスよく登っていくための情報を、これからも発信していきたいと思っています。本当に現代の日本で子供を産み育てることは大変です。社会の設計が、若い人が結婚し子供を持てるようになっていない。年収300万円の非正規同士の夫婦が安心して子育てしていけるような制度設計が必要です。しかし、時間は止まらない。この本が少しでも産みたい方、子供を持ちたい方のヒントになれば幸いです。そして、子供を持てないのは、女性自身のわがままだけではないと、社会の在り方が、もう少し優しいものになってほしいと思います。

巻末資料　倫理に関する見解：日本産科婦人科学会

体外受精・胚移植に関する見解（平成18年4月）

体外受精・胚移植（以下、本法と称する）は、不妊の治療、およびその他の生殖医療の手段として行われる医療行為であり、その実施に際しては、わが国における倫理的・法的・社会的基盤に十分配慮し、本法の有効性と安全性を評価した上で、これを施行する。

1．本法はこれ以外の治療によっては妊娠の可能性がないか極めて低いと判断されるもの、および本法を施行することが、被実施者またはその出生児に有益であると判断されるものを対象とする。

2．実施責任者は日本産科婦人科学会認定産婦人科専門医であり、専門医取得後、不妊症診療に2年以上従事し、日本産科婦人科学会の体外受精・胚移植の臨床実施に関する登録施設において1年以上勤務、または1年以上研修を受けたものでなければならない。また、実施医師、実施協力者は、本法の技術に十分習熟したものとする。

3．本法実施前に、被実施者に対して本法の内容、問題点、予想される成績について、事前に文書を用いて説明し、了解を得た上で同意を取得し、同意文書を保管する。

4．被実施者は婚姻しており、挙児を強く希望する夫婦で、心身ともに妊娠・分娩・育児に耐え得る状態にあるものとする。
5．受精卵は、生命倫理の基本にもとづき、慎重に取り扱う。
6．本法の実施に際しては、遺伝子操作を行わない。
7．本学会会員が本法を行うに当たっては、所定の書式に従って本学会に登録、報告しなければならない。

顕微授精に関する見解（平成18年4月）

顕微授精（以下、本法と称する）は、高度な技術を要する不妊症の治療行為であり、その実施に際しては、わが国における倫理的・法的・社会的基盤に十分配慮し、本法の有効性と安全性を評価した上で、これを実施する。本法は、体外受精・胚移植の一環として行われる医療行為であり、その実施に際しては、本学会会告「体外受精・胚移植に関する見解」を踏まえ、さらに以下の点に留意して行う。

1．本法は、男性不妊や受精障害など、本法以外の治療によっては妊娠の可能性がないか極めて低いと判断される夫婦を対象とする。
2．本法の実施に当たっては、被実施者夫婦に、本法の内容、問題点、予想される成績について、事前に文書を用いて説明し、了解を得た上で同意を取得し、同意文書を保管する。

3．本学会会員が本法を行うに当たっては、所定の書式に従って本学会に登録・報告しなければならない。

ヒト胚および卵子の凍結保存と移植に関する見解（平成22年4月）

ヒト胚および卵子の凍結保存と移植（以下、本法と称する）は、体外受精・胚移植や顕微授精の一環として行われる医療行為である。その実施に際しては、本学会会告「体外受精・胚移植に関する見解」、および「顕微授精に関する見解」を踏まえ、さらに以下の点に留意して行う。

1．この見解における凍結保存と移植の対象は、本学会会告「体外受精・胚移植に関する見解」、および「顕微授精に関する見解」に基づいて行われた体外受精・胚移植または顕微授精等で得られた胚および卵子である。

2．本法の実施にあたってＡＲＴ実施登録施設は、被実施者夫婦に、本法の内容、問題点、予想される成績、目的を達した後の残りの胚または卵子、および許容された保存期間を過ぎたものの取り扱い等について、事前に文書を用いて説明し、了解を得た上で同意を取得し、同意文書を保管する。

3．凍結されている卵子はその卵子の由来する女性に、また凍結されている胚はそれを構成する両配偶子の由来する夫婦に帰属するものであり、その女性または夫婦は、当該ＡＲＴ実施登録施設に対し、凍結卵子または胚の保管を委託する。

4．胚の凍結保存期間は、被実施者夫婦の婚姻の継続期間であってかつ卵子を採取した女性の生殖年齢を超えないこととする。卵子の凍結保存期間も卵子を採取した女性の生殖年齢を超えないものとする。凍結融解後の胚および卵子は、卵子採取を受けた女性に移植されるものであり、ＡＲＴ実施登録施設は施術ごとに被実施者夫婦または女性の同意を取得し、同意文書を保管する。

5．本法の実施にあたってＡＲＴ実施登録施設は、胚および卵子の保存やその識別が、安全かつ確実に行われるように十分な設備を整え、細心の注意を払わなければならない。

6．本学会会員が本法を行うにあたっては、所定の書式に従って本学会に登録、報告しなければならない。

精子の凍結保存に関する見解（平成19年4月）

ヒト精子の凍結保存（以下本法）は人工授精ならびに体外受精などの不妊治療に広く臨床応用されている。

一方、悪性腫瘍に対しては、外科的療法、化学療法、放射線療法などの治療法が進歩し、その成績が向上してきたものの、これらの医学的介入により造精機能の低下が起こりうることも明らかになりつつある。そのため、かかる治療を受ける者が将来の挙児の可能性を確保する方法として、受療者本人の意思に基づき、治療開始前に精子を凍結し保存することは、これを実施可能とする。

なお、本法の実施にあたっては以下の点に留意して行う。

1．精子の凍結保存を希望する者が成人の場合には、本人の同意に基づいて実施する。精子の凍結保存を希望する者が未成年者の場合には、本人および親権者の同意を得て、精子の凍結保存を実施することができ、成人に達した時点で、本人の凍結保存継続の意思を確認する。

2．凍結保存精子を使用する場合には、その時点で本人の生存および意思を確認する。

3．凍結精子は、本人から廃棄の意思が表明されるか、あるいは本人が死亡した場合、廃棄される。

4．凍結保存精子の売買は認めない。

5．本法の実施にあたっては、精子凍結保存の方法ならびに成績、凍結保存精子の保存期間と廃棄、凍結した精子を用いた生殖補助医療に関して予想される成績と副作用などについて、文書を用いて説明し、了解を得た上で同意を取得し、同意文書を保管する。

6．医学的介入により造精機能低下の可能性がある場合は、罹患疾患の治療と造精機能の低下との関連、罹患疾患の治癒率についても文書を用いて説明する。

非配偶者間人工授精に関する見解（平成18年4月）

精子提供による非配偶者間人工授精（artificial insemination with donor semen;AID、以下本法）は、不妊の治療として行われる医療行為であり、その実施に際しては、我が国における倫理的・法的・社会的基盤に十分配慮し、これを実施する。

1．本法以外の医療行為によっては、妊娠の可能性がないあるいはこれ以外の方法で妊娠をはかった場合に母体や児に重大な危険がおよぶと判断されるものを対象とする。

2．被実施者は法的に婚姻している夫婦で、心身ともに妊娠・分娩・育児に耐え得る状態にあるものとする。

3．実施者は、被実施者である不妊夫婦双方に本法の内容、問題点、予想される成績について事前に文書を用いて説明し、了解を得た上で同意を取得し、同意文書を保管する。また本法の実施に際しては、被実施者夫婦およびその出生児のプライバシーを尊重する。

4．精子提供者は心身とも健康で、感染症がなく自己の知る限り遺伝性疾患を認めず、精液所見が正常であることを条件とする。本法の治療にあたっては、感染の危険性を考慮し、凍結保存精子を用いる。同一提供者からの出生児は10名以内とする。

5．精子提供者のプライバシー保護のため精子提供者は匿名とするが、実施医師は精子提供者の記録を保存するものとする。

6．精子提供は営利目的で行われるべきものではなく、営利目的での精子提供の斡旋もしくは関与または類似行為をしてはならない。

7．本学会員が本法を行うに当たっては、所定の書式に従って本学会に登録、報告しなければならない。

生殖補助医療における多胎妊娠防止に関する見解（平成20年4月）

生殖補助医療の胚移植において、移植する胚は原則として単一とする。ただし、35歳以上の女性、または2回以上続けて妊娠不成立であった女性などについては、2胚移植を許容する。治療を受ける夫婦に対しては、移植しない胚を後の治療周期で利用するために凍結保存する技術のあることを、必ず提示しなければならない。

代理懐胎に関する見解（平成15年4月）

1．代理懐胎について

代理懐胎として現在わが国で考えられる態様としては、子を望む不妊夫婦の受精卵を妻以外の女性の子宮に移植する場合（いわゆるホストマザー）と依頼者夫婦の夫の精子を妻以外の女性に人工授精する場合（いわゆるサロゲイトマザー）とがある。前者が後者に比べ社会的許容度が高いことを示す調査は存在するが、両者とも倫理的・法律的・社会的・医学的な多くの問題をはらむ点で共通している。

2．代理懐胎の是非について

代理懐胎の実施は認められない。対価の授受の有無を問わず、本会会員が代理懐胎を望むもののために生殖補助医療を実施したり、その実施に関与してはならない。また代理懐胎の斡旋を行ってはならない。

理由は以下の通りである。

1）生まれてくる子の福祉を最優先するべきである

2）代理懐胎は身体的危険性・精神的負担を伴う

3）家族関係を複雑にする

4）代理懐胎契約は倫理的に社会全体が許容していると認められない

胚提供による生殖補助医療に関する見解（平成16年4月）

1．胚提供による生殖補助医療について

胚提供による生殖補助医療は認められない。本会会員は精子卵子両方の提供によって得られた胚はもちろんのこと、不妊治療の目的で得られた胚で当該夫婦が使用しない胚であっても、それを別の女性に移植したり、その移植に関与してはならない。また、これらの胚提供の斡旋を行ってはならない。

2．胚提供による生殖補助医療を認めない論拠

1）生まれてくる子の福祉を最優先するべきである

2）親子関係が不明確化する

引用元および参考文献

左記記事より一部抜粋、加筆修正しております。

2007年6月11日号『AERA』「子育て夫婦のセックス事情　夫の育児参加度とレスの関係」(伊東武彦、白河桃子)、2008年1月14日号　AERA「セックス障害の恐怖が忍び寄る　セックスレス夫婦の子はいじめられる」(セックス問題取材班)、2011年2月7日号『婦人公論』「40代の体外受精、それでも産みたい」(白河桃子)、2010年9月14日号、21日号、28日号『女性自身』短期連載「『現代女性の悩み』解決法をフランスで見つけた!」(白河桃子)、2011年7月12日号『FRaU　Body妊活スタートブック』「意外と知らない卵の話」(齊藤英和/監修)

参考文献
『妊娠を考える』柘植あづみ(NTT出版)、『男性不妊症』石川智基(幻冬舎新書)、『エンブリオロジスト』須藤みか(小学館)、『ルポ職場流産』小林美希(岩波書店)、『女子と出産』山本貴代(日本経済新聞出版社)、『婚・産・職　女の決めどき』牛窪恵(大和書房)、『産める国フランスの子育て事情』牧陽子(明石書店)、『「婚活」現象の社会学』山田昌弘編著(東洋経済新報社)、『なぜフランスでは子どもが増えるのか』中島さおり(講談社現代新書）、『代理出産』大野和基（集英社新書）、『フランスの子育てが、日本よりも10倍楽な理由』横田増生（洋泉社）、『結婚の壁』佐藤博樹、永井暁子、三輪哲編著（勁草書房）

（構成／榎本明日香）

齊藤英和

国立成育医療研究センター 母性医療診療部不妊診療科医長。山形大学医学部附属病院講師、山形大学医学部助教授を経て2002年より現職。専門は生殖医学、不妊治療。不妊治療の最前線で長く活躍する一方、加齢による妊娠率低下や高齢出産リスクに関する啓発にも力を入れている。日本産科婦人科学会倫理委員会・登録調査小委員会委員長。

白河桃子

少子化ジャーナリスト、作家。一般社団法人「オサン・デ・ファム」アンバサダーとして、「女の子を幸せにする心とカラダの授業」プロデュース、「全国結婚支援セミナー」主宰。大妻女子大学就業力GP「ライフコース講座」講師および企画。

著書には『「婚活」時代』『震災婚』(ディスカヴァー・トゥエンティワン)、『「キャリモテ」の時代』(日本経済新聞出版社)などがある。

講談社+α《プラスアルファ》新書 585-1 B

妊《にん》活《かつ》バイブル

晩婚・少子化時代に生きる女のライフプランニング

齊藤《さいとう》英和《ひでかず》

白河《しらかわ》桃子《とうこ》

2012年3月20日第1刷発行

発行者―――― 鈴木 哲

発行所―――― 株式会社 講談社
東京都文京区音羽2-12-21 〒112-8001
電話 出版部(03)5395-3532
販売部(03)5395-5817
業務部(03)5395-3615

装画―――― 腹肉ツヤ子

デザイン―――― 鈴木成一デザイン室

カバー印刷―――― 共同印刷株式会社

印刷―――― 慶昌堂印刷株式会社

製本―――― 株式会社若林製本工場

本文図版―――― 朝日メディアインターナショナル株式会社

定価はカバーに表示してあります。

落丁本・乱丁本は購入書店名を明記のうえ、小社業務部あてにお送りください。

送料は小社負担にてお取り替えします。

なお、この本の内容についてのお問い合わせは生活文化第三出版部あてにお願いいたします。

Printed in Japan
ISBN978-4-06-272751-8 「妊活」は講談社の登録商標です。